中医

术语一点通

牛彦辉　王允娜　牛家瑜　编著

中国中医药出版社
·北京·

图书在版编目（CIP）数据

中医术语一点通 / 牛彦辉，王允娜，牛家瑜编著 . —北京：中国中医药出版社，2020.6（2023.3 重印）

ISBN 978-7-5132-6095-4

Ⅰ . ①中… Ⅱ . ①牛…②王…③牛… Ⅲ . ①中国医药学—名词术语 Ⅳ . ① R2-61

中国版本图书馆 CIP 数据核字（2020）第 011460 号

中国中医药出版社出版

北京经济技术开发区科创十三街 31 号院二区 8 号楼
邮政编码 100176
传真 010-64405721
三河市同力彩印有限公司印刷
各地新华书店经销

开本 710×1000 1/16 印张 12.75 字数 285 千字
2020 年 6 月第 1 版 2023 年 3 月第 2 次印刷
书号 ISBN 978-7-5132-6095-4

定价 49.00 元
网址 www.cptcm.com

服 务 热 线 010-64405510
购 书 热 线 010-89535836
维 权 打 假 010-64405753

微信服务号 **zgzyycbs**
微商城网址 **https://kdt.im/LIdUGr**
官 方 微 博 **http://e.weibo.com/cptcm**
天猫旗舰店网址 **https://zgzyycbs.tmall.com**

如有印装质量问题请与本社出版部联系（010-64405510）
版权专有 侵权必究

前　言

中医药作为优秀传统文化，凝聚了中华民族的智慧，承载着中华文化的精华，蕴含着丰富的哲学思想和人文精神，是我国文化软实力的重要体现。根据《中医药发展战略规划纲要（2016—2030 年）》的精神，为进一步普及中医药基本理论和基本知识，编写了通俗易懂的《中医术语一点通》，以提升公众对中医药的科学认知度，积极营造"热爱中医、了解中医、使用中医、发展中医"的中医药"生态"环境。

本书包括中医基础理论、临床各科、针灸推拿、养生及医史等内容，共十三章。收录中医常用术语近三千条，并逐条进行解释。对于较抽象、不易理解的术语进行举例说明。

本书在编写过程中遵循"实用为本、够用为度"的原则，深入浅出，结合中医临床实际，针对性、指导性和普及性强，对广大医学生和"西学中"人员学习中医，对患者及其家属了解中医、使用中医有所裨益，既可作为临床医务工作者和医药卫生院校学生学习中医的工具书，也可作为普及中医药知识的科普读本。

本书在编写过程中参考了部分教材和有关著作，从中借鉴了许多有益的内容，在此向相关作者和出版社一并致谢。

为了探寻普及中医药知识的路径和方法，我们在编写中医科普读本方面做了一些尝试。但由于水平有限、编写时间仓促，书中若有疏漏或不足之处，敬请各位专家、同行及使用者提出宝贵意见，以便再版时修订提高。

牛彦辉

2020 年 1 月

目 录

第一章　阴阳五行

第一节　阴　阳

阴阳　是阴与阳的合称，指事物或事物之间普遍存在的相互对立的两种基本属性，既可标示一事物内部相互对立的两个方面，又可标示相互对立的两种事物或现象。阴阳相反相成是事物发生、发展、变化的规律和根源。

阴阳消长　对立统一的阴阳双方中，阴和阳的量与比例不是静止不变的，而是时刻处于相互制约、相互斗争的此消彼长、此长彼消的运动变化之中。

阴　行于内的，表现为内向的、内里的、向下的、抑制的、减弱的、重浊的为阴。

阳　行于外的，表现为向上的、向外的、亢盛的、增强的、轻清的为阳。

阴证　在临床上疾病表现为病情发展缓慢的、抑郁的、机能低下的、代谢减退的，以及在外科疮疡中不红不肿、疮根散漫的都属于阴证。

阴盛　属中医病机，多指阴寒偏盛，导致阳气偏衰而出现的里寒证。

阴虚火旺　阴液不足，虚火亢盛而出现的低热、手足心热、午后潮热、消瘦、盗汗、口燥咽干、小便短少而热等内热症状。

阴中之阴　指阴的事物中分阴阳，而其中属于阴的一方面。如背因为在外而为阳，胸腹在内而为阴；胸的位置在上而为阳，腹的位置在下故而为阴，所以说腹为阴中之阴。

阴中之阳　指阴的事物中分阴阳，而其中属于阳的一方面。比如背因为在外而为阳，胸腹在内而为阴；胸的位置在上而为阳，所以胸应当为阴中之阳。

阴阳互根　互根即互相依存。是指一个统一体中相互对立的阴阳双方又相互依存，以对方的存在作为自身存在的条件；阴阳又在一定的条件下可以互相转化。

阴生于阳　根据阴阳互根的道理，"阴"是以"阳"的存在为自己存在的前提。在人体来说，阴气所代表的物质（阴精）的生化，必须赖于阳气所代表的能动力量。因此说，阴精是通过阳气的活动而摄取和产生的。

阳生于阴　根据阴阳互根的道理，"阳"以"阴"的存在为自己存在的前提。在人体来说，阳气所代表的能动力量的产生，必须依附于阴所代表的物质（阴精）作为基础。因此说，阳气是由阴精化生出来的。

阴平阳秘　阴气平顺，阳气固守，两者互相调节而维持其相对平衡，是进行正常生命活动的基本条件。

阴阳之宅　在中医理论中是指肾。中医学认为肾中藏有元阳、元阴，所以肾为阴阳之宅。

阴阳失调　是指阴阳之间的相对平衡被打破，导致阴阳偏盛或偏衰，是病理变化的基本原理。

阴阳离决　阴阳的关系分离决裂。是指由于阴阳之间失去平衡，出现一方消灭另一方，或一方损耗过度而致另一方失去依存，无法再继续保持阴阳之间的相互关系，多用以解释死亡。

阴阳自和　阴阳趋向相对平衡的建立，多表示疾病的好转或痊愈。

阴阳两虚　多指脏腑阴阳俱虚、气血俱虚、肾阴阳俱虚。在临床上既有阳虚的表现又有阴虚的表现。

阴阳转化　相互对立的阴阳双方，在一定的条件下可以互相转化，阴可以转化为阳，阳也可以转化为阴。

阴阳胜复　胜即胜利或亢盛，复即报复或反复。在阴阳双方矛盾斗争中，一方亢盛，导致另一方的报复，出现阴盛阳复或阳盛阴复的情况，从而影响事物变化过程的转归。前人运用这种变化规律来解释自然界和疾病过程的变化，如今年雨水过多，阴湿胜，那么明年就会阳燥来复，出现干旱的天气。

阳生阴长 阳气生化正常，阴气才能不断滋长，以此说明事物生发的一面。

阴胜则寒 阴气偏盛，阳气偏虚，就会出现寒证表现。

阴损及阳 根据阴阳互根原理，由于阴精亏损而导致阳气化生不足的病机。

阳损及阴 根据阴阳互根原理，由于阳气虚弱而导致阴精化生不足的病机。

阴胜则寒 阴气偏盛，阳气偏虚，就会出现寒证表现。

阴虚火旺 阴精亏虚，阴阳平衡失调，阳气失去制约；阳又使阴精进一步亏虚，从而出现虚火炽盛的一系列病证。

阴虚内热 由于阴虚导致水不能制火，而出现阳气内盛所致的发热。

阳生阴长 阴气的存在与滋长，离不开阳气的温煦与气化，以此说明自然界万物的生发。

阴不抱阳 指由于阴的病变，不能维系阳气的正常固守，出现病理上的"阴虚阳亢"或"阴盛格阳"的病理现象。

阴胜则阳病 阴指阴寒，阳指阳气。外感寒邪会使卫外的阳气活动受约束，阴寒内盛也会导致脏腑的阳气虚弱，这些都是阴寒胜而影响阳气的病证。

阳胜则阴病 阳指阳热，阴指阴液。阳热过盛或虚火妄动都会使阴液耗损，这些都属阳气胜而阴不足的病证。

重阳 两种属阳的性质同时出现在一个事物上。如一昼夜的日中（正午），白昼为阳，日中为阳中之阳，故称重阳；夏季属阳，暑为阳邪，故夏月感暑，也可称为重阳。

重阴 两种属阴的性质同时出现在一个事物上。如一昼夜的夜半，夜为阴，夜半为阴中之阴，故称重阴；冬季属阴，寒为寒邪，冬季感受寒邪，也可以称为重阴。

至阴 至，即"到"。太阴为三阴之始，故太阴称为至阴；腧穴名，足太阴膀胱经井穴，足小趾末节外侧，距趾甲角 0.1 寸。

重阴必阳 疾病的性质原属阴气偏胜，但当阴气亢盛到一定限度时，会出现阳的现象或向着阳的方向转化，但这些转变是以一定限度作为条件的。

重阳必阴 疾病的性质原属阳气偏胜，但当阳气亢盛到一定限度时，会出现阴的现象或向着阴的方向转化。这些转变都是有条件的，不应理解为必然如此。

阳常有余，阴常不足 元代朱丹溪认为阴是精血，阳是气火。精血是生命活动的物质基础，不断消耗，易损难复，故阴常不足。如不注意保养精血，嗜酒纵欲，伤戕过度，则阳气易亢，虚火妄动，故阳常有余。

阳强不能密，阴气乃绝 阳强，即阳亢。就是说阳气过亢，不能卫外而固密，而在内的阴气又受损耗或蒸迫而外泄，以致真阴亏损。

阳杀阴藏 杀即收束或消灭。阳气收束，则阴气也潜藏，以此说明阴阳互根的关系。

阴在内，阳之守也 阴为物质，阳为功能，物质居于体内，是产生功能的基础。

阳在外，阴之使也 阴为物质，阳为功能，功能表现于外是内在物质运动的体现。

人生有形，不离阴阳 人体的生长、发育都离不开阴阳的互相作用。

第二节 五 行

五行 古人认为金、木、水、火、土五种物质，是构成世界不可或缺的基本元素。它们在不断运动、变化之中，具有相互资生、相互制约的关系。中医学常用五行来解释医学领域中的一系列问题。

五常 用五行代表的五类自然事物的正常运动。

五音 古乐中的角、徵、宫、商、羽五个音阶。五行学说用五音配五脏。从患者发音的高亢、低沉、重浊等推测五脏的病变。

五声 是指与人的精神活动有关而发出的呼、笑、歌、哭、呻（呻吟）五类声音，是藏象学说按五行的观点对人的发声活动进行了归类。

相生 生即相互资生、促进、助长。相生是指事物之间具有相互资生、相互促进、相互协同的一面。具体为：木生火，火生土，土生金，金生水，水生木。

相克 克就是相互约制、排斥或克服。相克是指事物之间具有相互约制、相互排斥、相互拮抗的一面。具体是：木克土，土克水，水克火，火克金，金克木。

相乘 乘有乘虚侵袭之意。相乘即相克得太过，超过正常约制的程度，是事物间的关系失去正常协调的一种表现。

相侮 侮为恃强凌弱之意。相侮是指五行相克关系的反向克制，是事物间的关系失去正常协调的另一种表现。

制化 制即克制，化为化生。五行学说认为，化生和克制是互相为用的，事物生中有克，克中有生，才能维持其相对的平衡协调。如木能克土，但土能生金，金又能克木，通过这种调节，使木不能过度克土。

所胜 胜，与克通。在五行相克关系中，"我克"者为所胜。如木克土，又称土为木所胜。

所不胜 胜，与克通。在五行相克关系中，"克我"者为所不胜。如土被木所克，则木为土所不胜。

子气 在五行相生关系中，"我生"者为子气。如火为木所生，则火为木的子气。

母气 在五行相生关系中，"生我"者为母气。如木生火，则木为火的母气。

母病及子 用五行说明五脏间相生的母子关系中，由母病累及子而称。如木生火，肝木为母，心火为子，当肝阳上亢发展至一定程度，就可能使心火亢盛而致病。

子盗母气 用五行说明五脏间相生的母子关系中，由于子病反累及母而称。多用于阐述五脏虚损性疾病互相影响的病理。如土生金，脾土为母，肺金为子，当肺气虚弱发展至一定程度，就可能影响脾气运化的功能。

木喜条达　木是肝的代词，条达即调和畅达。用树木生发的现象来比喻肝的生理特点。肝主疏泄，一方面疏泄胆汁，帮助脾胃消化；另一方面，肝胆又有升发透泄的作用，使全身气机舒畅。因此，肝气的特点是喜调和畅达，既不能过亢，又不能抑郁。

木郁化火　五行归类中，肝属木，木郁即肝郁。由于肝郁引起肝阴亏损或素有内热而出现肝火症状，故称。临床表现有头痛、眩晕、面赤、呕血、咯血，甚或发狂等。

木火刑金　木火，指肝火；金，指肺金。肝火过旺，可以耗伤肺金，引起肺病的加重，出现干咳、胸胁疼痛、心烦、口苦、目赤，甚或咯血等。

木郁化风　五行归类中，肝主风，属木，木郁即肝郁。由于肝郁导致肝血亏损或素体血亏而出现肝风症状，故称。临床表现有眩晕、舌麻、震颤、痉厥等。

火性炎上　用火焰上燃的现象比喻火邪致病的病变向上的特点。火有虚实之分，实火多属外邪阳热，主升主散，火热伤肺，则见喘咳、咯血或鼻衄等症；火迫心神，则见头痛、呕吐、昏迷、谵妄等症。虚火多由精血亏耗、阴虚阳亢而起，症见烦躁、咽痛、声嘶、齿龈出血、耳鸣等。均属火性炎上的病变。

火盛刑金（火旺刑金）　火指心火或热邪，心火炽盛可藉伤肺阴，引起喘咳痰血；热邪炽盛，会伤害于肺，引起热咳或"痰热阻肺"，病情严重的，可出现高热、呼吸急促、鼻翼扇动，甚则咯血等症状，又称"火热迫肺"。

火不生土　火指肾阳，即命门火；土即脾胃。当肾阳虚弱，命门火不足，脾胃得不到此种阳气的温煦，影响胃气腐熟水谷和脾气运化营养精微，运化水湿的功能，出现肾脾阳虚的综合病症，均属火不生土。临床表现为腰酸膝冷、畏寒、饮食不化、小便不利、浮肿或天亮前腹泻等。

土生万物　脾胃属土，用自然界万物滋生于大地的现象，比喻脾胃为营养化生之源的生理特点。胃主受纳和消化食物，脾主吸收和输布营养精微，为各脏腑器官组织的生长和机能活动提供物质基础。

土喜温燥 土代表脾，在水液代谢的生理活动中，脾具有运化水湿的功能，脾气温燥，则运化功能健旺，吸收正常。若过多受纳生冷食物，就会损伤脾阳，影响脾运化；反之，脾虚不运又会形成湿浊内停，发生小便不利、水肿和痰饮等症。

土不制水 土指脾土，水指水湿，即脾虚不能运化水湿，致湿浊停滞，出现多吐稀白痰、小便小利、大便溏泄或水肿等症。

金气肃降 用以说明肺的生理特点。金代表肺，肺主气的活动，肺气宣清而下降，气化活动就顺利，三焦水道也能通调；反之，若肺气不能清肃下降，就会使气上逆，发生咳嗽、气喘或小便不利等症。

金寒水冷 指肺肾虚寒。肺属金，肾属水。肺金与肾水在生理上相互资生，病理上也可相互影响。当肺气虚而累及肾，或肾阳虚而影响肺，都会出现肺肾虚寒的综合病证。临床表现有咳嗽、吐痰稀白、气喘、畏寒、腰膝冷、水肿等。

水性流下 用水往下流的现象比喻水湿邪气致病的病变向下的特点，如腹泻、下肢倦怠或下肢浮肿等。

水不涵木 涵，滋润之意。肾属水，肝属木。当肾阴虚不能滋养肝木，则肝阴不足，虚风内动，故称为水不涵木。

水亏火旺 水指肾水，火指心火。肾水不足而致水不济火，使心火独旺，出现心烦、失眠或睡卧不宁的证候。也指肾阴、肾阳的失调。水即肾水，火即命门火。肾水亏损，命门火偏亢，出现性欲亢进、遗精等症。

水火不济 心属火，肾属水，水火二者互相制约，互相作用，以维持生理的动态平衡，称为"水火相济"。如果肾水不足，不能上济心火；或因心火妄动，下伤肾阴，便失去这种协调，出现心烦、失眠、遗精等症，这种病变就属"水火不济"。

时令 是指每一季节的主要气候。

四时 即春、夏、秋、冬四季，亦指一日的朝、昼、夕、夜。

节气 二十四节气的泛称；二十四节气中的一类，即立春、雨水、惊蛰、春分、清明、谷雨、立夏、小满、芒种、夏至、小暑、大暑、立秋、处暑、白露、秋分、寒露、霜降、立冬、小雪、大雪、冬至、小寒、大寒，一年共有"二十四节气"。

三伏 即初伏、中伏、末伏，是一年中最炎热的时候。

十二时 即子、丑、寅、卯、辰、巳、午、未、申、酉、戌、亥十二时辰，每个时辰为两小时。

五运六气 简称"运气"。"运"指木、火、土、金、水五个阶段的相互推移；"气"指风、火、热、湿、燥、寒六种气候的转变。古代医家根据甲、乙、丙、丁、戊、己、庚、辛、壬、癸这十天干以定"运"，甲己配为土运，乙庚配为金运，丙辛配为水运，丁壬配为木运，戊癸配为火运，统称五运；子、丑、寅、卯、辰、巳、午、未、申、酉、戌、亥这十二地支以定"气"，以巳亥配为厥阴风木，子午配为少阴君火，寅申配为少阳相火，丑未配为太阴湿土，卯酉配为阳明燥金，辰戌配为太阳寒水，叫作六气。从年干推算五运，从年支推算六气，并从运与气之间，观察其生治与承制的关系，以判断该年气候变化规律及其对人体健康和疾病的影响。

第二章 藏 象

第一节 脏 腑

藏象 人体脏腑的生理功能和病理变化反映于外的征象。

藏象学说 研究人体各脏腑生理功能和病理变化的学说。

脏腑 人体内部器官的总称，其中心、肝、脾、肺、肾为五脏；胆、胃、大肠、小肠、膀胱、三焦是六腑。

五脏 心、肝、脾、肺、肾的合称。中医学对五脏的认识，主要是脏器的功能活动和病理变化的种种反映，因此和西医学中的同名脏器有许多不同特点。

藏而不泻 是指五脏功能。五脏一般是内部组织充实，并有化生和贮藏精气功能的脏器，多不与外界直接相通，所藏精微物质不随便泄出体外，即"藏精气而不泻"。

心 五脏之一，五行属火，是五脏中最重要的一个脏器，即所谓"君主之官"，具有"主血脉""藏神"等功能。

肝 五脏之一，五行属木。肝是贮藏血液的脏器，对周身血液的分布能起调节的作用。

脾 五脏之一，五行属土，具有消化系统的一些功能。人体生命活动的维持主要靠营养，脾能消化饮食，把饮食的精华运输到全身，所以说脾是"后天之本"。

肺 五脏之一，五行属金。肺主呼吸，为人体内外气体交换的主要器官。

肾 五脏之一,五行属水。"肾为先天之本",是藏精之脏。肾所藏的精,不仅藏本脏之精(即男女媾精的精气,为"先天之精"),还藏五脏六腑水谷所化生的精气(为"后天之精"),能滋养脏腑和肢体各部组织。

六腑 胆、胃、大肠、小肠、膀胱、三焦的合称。

泻而不藏 是针对六腑功能。六腑是指那些中空有腔的器官,具有出纳转输、传化水谷的功能,多与外界相通,即所谓"传化物而不藏"。

胆 六腑之一。胆主要是贮存胆汁并输出胆汁以帮助消化,它不与外界直接相通,不直接参与传化水谷,和胃肠的功能有别,所以又把它列为"奇恒之腑"。

胃 六腑之一。胃主受纳和腐熟水谷(即消化饮食),由于胃受纳饮食,故又有"水谷之海""五谷之腑"或"太仓"之称。

大肠 六腑之一。其主要功能是接受由小肠消化吸收后运送下来的化物,吸收其中剩余的水分和养料,使之形成粪便,通过肛门排出体外,所以大肠又叫"传导之官",主要是传泻糟粕,为整个消化的最后阶段。

小肠 六腑之一。其主要功能是将经胃初步消化的饮食进一步消化,把饮食中的精华养料吸收后,通过脾的运化,滋养全身,并将消化后糟粕样的化物传送至大肠,而其中的水液则通过其他脏腑的作用而渗入膀胱,故小肠在整个消化过程中起很重要的分清别浊的作用。

膀胱 六腑之一,是贮存和排泄小便的器官。

三焦 六腑之一,分"上焦""中焦"和"下焦"。从部位而言,上焦一般是指胸膈以上部位,包括心、肺在内;中焦指膈下、脐部以上部位,包括脾、胃等脏腑;下焦指脐以下部位,包括肾、膀胱、小肠、大肠(从病理生理的角度,还包括部位较高的肝,故下焦往往肝、肾并提)。

命门 有生命之门的含义,它是人体生命的根本和维持生命的要素。内涵有三种说法:①有推崇"左者为肾,右者为命门"的说法;②有主张两肾"总号为命门"之说;③有根据命门穴在十四椎下陷中的部位,认为命门是在两肾之间的说法。

奇恒之腑 包括"脑""髓""骨""脉""胆""女子胞"。奇恒有异乎寻常的意思。奇恒之腑形体类似腑,作用又类似脏(因为有贮存精气的作用），似脏非脏，似腑非腑，在人体中与一般脏腑的作用有所不同。

脑　脑是主管人的高级中枢神经机能活动的，中医学认为它是由肾精产生的，肾精充实，不仅肢体轻劲有力，而且脑的功能也能得到很好的发挥。

髓　主要指脊髓，也包括骨腔内的髓质，是由肾所藏的精气变化产生的。也就是说，肾能生髓，脊柱中的髓又与脑相通，故临床上髓、脑、骨的病证，往往从肾论治。

骨　骨在人体主要起支架作用。骨内藏髓，髓为肾所藏的精气所化生，能滋养骨骼，所以骨骼的生长和功能情况取决于肾气的盛衰。

脉　指脉管。脉管与心相连，是血液运行的通道。它和心脏及其他脏腑的关系主要表现在输送营养和气血循环的联系。

女子胞　又称"胞宫""胞脏"或"子脏"，通常认为就是子宫。然而从女子胞的实际功能来说，概括了整个内生殖器（包括子宫、卵巢和输卵管）。其主要功能是通调月经和孕育胎儿。

胞衣　即胎盘。胎盘有脐带（内有脐动脉、脐静脉）相连，胎儿由此摄取养料并排除废料。

阴器　指外生殖器。

睾　即睾丸。

茎　指阴茎。

阴筋　指睾丸系带。

宗筋　会合于前阴部的三阴三阳的经筋，又指男子生殖器。

阳事　指男子性生活或性机能。

五官　指五脏与之功能相关的感受器，即鼻、眼、口唇、舌和耳。

苗窍　指鼻为肺窍，目为肝窍，口唇为脾窍，舌为心窍，耳为肾窍。

空窍　指人体与外界相通达的孔窍。

七窍　指头面部七个孔窍，眼二、耳二、鼻孔二、口。五脏的精气通于七窍，五脏有病，可以从七窍的变化中得到一些诊断印象。

上窍　指头面部的孔窍。

下窍　指前阴尿道与后阴肛门。

目　五脏六腑的精气上注于目，才能使目光有神，充分发挥正常的视觉功能。

目系　是眼球内连于脑的脉络。

耳　与西医学同名。中医学认为肾气通于耳，肾气和调，耳就能发挥正常的听觉功能。

口　与西医学同名。中医学认为饮食从口而入，言语从口而出，"脾气通于口"，脾的功能调和，则食能知味。

唇　中医学认为口唇色泽鲜明与否，可以反映出脾的功能。

齿　中医学认为"肾主骨""齿为骨之余"，其生长情况和坚固与否和肾有关。

龈　包住牙根的肉叫龈，即牙龈。

舌　舌在口腔内有很重要的作用，既能辨别五味，帮助把咀嚼过的饮食运送到咽喉部，又是"音声之机"，舌在口腔内的转动对发音、说话起重要的作用。同时观察舌的变化（包括舌体、舌苔等方面）有助于了解疾病的情况，是望诊中的重要组成成分。

真牙　即智齿。一般女子二十一岁、男子二十四岁左右，肾气发育已达到成年人的程度，所以智齿生长，牙齿也完全长齐了。

舌本　即舌根。

颃颡　颃，音 háng；颡，音 sǎng。为咽上上腭与鼻相通的部位，即软口盖的后部。

咽　指口腔、鼻腔之后，食管以上的空腔处。

咽门　在喉腔内，为咽入之门。

嗌　音 yì。即食管的上口。

咽喉　指舌根后喉腔最宽处，是口腔与气管、食管之间的通道。

喉　喉腔内近气管上端处为喉。

喉核　即扁桃体。

喉关　由扁桃体、悬雍垂和舌根所组成。

会厌　又称"吸门"，覆于气管上口，发声则开，咽食则闭。

肺系　肺与肺的附属器官（如气管、喉、鼻道等），统称肺系。

悬雍垂 又称"悬雍""帝丁""帝钟",即张口时软腭后向下后方倾斜,后缘游离,正中有一向下的突起部,俗称"小舌头"。

喉咙 泛指喉腔。

喉底 即咽后壁。

七冲门 是指整个消化系统中七个冲要之门,即"飞门"(唇)、"户门"(齿)、"吸门"(会厌)、"贲门"(胃的上口)、"幽门"(胃的下口)、"阑门"(大小肠交界处)、"魄门"(肛门),合称七冲门。

下极 指肛门,在消化道的最下端,故名。又指会阴。

筋膜 肌肉之肌腱部分,附于骨节者为"筋",包于肌腱外的叫筋膜。

十二节 指四肢的大关节,包括上肢的肩、肘、腕和下肢的股、膝、踝关节。

大节 ①指人体的大关节;②指手指与足趾的第一节。

皮毛 是体表皮肤和附于皮肤上的毫毛的合称。

毫毛 ①皮肤上的细毛;②眉毛中的长毛。

腠(còu)理 ①指皮肤、肌肉和脏腑的纹理;②指皮肤与肌肉交接的地方。

肌 指体表连于皮肤(包括皮下组织)的肌肉。

肌腠 指肌肉的纹理,相当于肌肉的组织间隙。

分肉 指肌肉,前人称肌肉外层为白肉,内层为赤肉,赤白相分,故名。或谓肌肉间界限分明。

肉分 指肌肉的纹理而言。

大肉 指臂腿等较为肥厚的肌肉。

玄府 又名"元府""气门",是指体表的汗毛孔。

膈 即横膈膜,由此分胸腹腔,为心肺与胃肠的分界。

肓膜 ①指心下膈上部位之脂膜;②指肠外之脂膜(肠系膜)。

募原 即膜原,是指胸膜与膈肌之间的部位。

膏肓 膏,心下之部;肓,心下膈上之部。膏肓主要指病位的深隐。

脉度 即经脉长短的度数,是古人测定人体经脉长度的一种数据记录。

骨度 骨骼长短和大小的度数，是古人测定人体周身部位和骨骼的长度、大小的标准数值，并可作为测量人体部位（主要是穴位）的重要参考依据。

十二脏 是脏腑的合称，又称"十二官"。包括心、肝、脾、肺、肾、心包络、胆、胃、大肠、小肠、三焦、膀胱。

九脏 指心、肝、脾、肺、肾、胃、大肠、小肠、膀胱，合称"九脏"。

形脏 指藏有形之物（实物）的胃、小肠、大肠、膀胱四个脏腑。

神脏 指藏五脏之神的心、肝、脾、肺、肾。所谓心藏神，肝藏魂，脾藏意，肺藏魄，肾藏志。

牡脏 五脏中属于阳者为牡脏。五脏中心、肝二脏为牡脏。

牝（pìn）脏 五脏中属于阴者为牝脏。五脏中脾、肺、肾三脏为牝脏。

阴脏 ①患者为阴盛的体质；②与牝脏同义。

阳脏 ①患者为阳盛的体质；②与牡脏同义。

五中 指五脏。

孤脏 有孤军作战的意思，有指脾脏，也有指肾脏。

孤腑 指三焦。六腑中唯独三焦不与五脏相配合，故名。

四海 指"髓海"（脑）、"血海"（冲脉）、"气海"（膻中）、"水谷之海"（胃）。

血海 ①冲脉，以其为十二经脉所汇聚的地方；②肝脏，因肝有贮藏和调节血液的功能；③经穴名，在膝盖骨内缘上二寸五分处，属足太阴脾经。

血室 即子宫。

丹田 气功意守之部位。其部位有三：脐下的叫"下丹田"，心窝部的名"中丹田"，两眉之间的称"上丹田"。道家称人身脐下三寸为丹田，认为这个部位是男子精室、女子胞宫所在处。

血之府 因血聚于经脉之中，故指血脉。

筋之府 膝部。筋是主管关节屈伸的，膝是大关节之一，膝部周围有不少强固的肌筋附着。

肾之府 因肾位于腰部，故肾之府特指腰部。

髓之府 髓藏骨内，所以髓府为骨。

精明之府 指头部。五脏六腑的精气皆上会于头面部，其中尤以人眼睛外观的神态及光华，最能反映脏腑的机能状况，所以得名。

元神之府 指脑。元，为首。元神指人体的高级中枢神经机能活动。"元神之府"，说明脑是主管高级中枢神经机能活动的。

胸中之府 这里的"胸中"是指五脏，背部有五脏的俞穴，所以"胸中之府"为背部。

宗筋之会 ①指若干肌腱的集合处；②指男子生殖器。

诸阳之会 人体十二经脉中，手三阳的经脉是从手走向头部，足三阳的经脉是从头走向足部，所以说头为"诸阳之会"。

百骸 指人体全身所有的大小骨骼。

形 即形体。

脏气 即五脏之气，五脏的功能活动。

心气 指心的功能活动表现。

心血 人体血液循环的主要内容物。心血不仅能营养周身各部组织，也为心的神志活动提供物质基础。

心阴 即心脏的阴液，为营血的组成部分。

心阳 阳为功能。心阳主要是指有推动血液循环，维持心本身生理活动，并对全身有温养作用的阳热之气。

心主血 心是主持血液运行的动力，脉管是血液运行的通道。心和血脉之间的关系主要体现在输送营养和血液循环的相互联系方面。

心主神明 "神明"或"神"是指高级中枢神经机能活动。这些功能由心主持和体现，所以说"心主神明"。说明前人对心的理解，包括中枢神经系统的功能在内。人体脏腑、气血在心的这种中枢神经系统活动的影响下，进行统一协调的生理生活。如心有了病变，失却神明统率的作用，其他脏腑的生理功能也会受到影响，所以心在脏腑中居首要地位。

心开窍于舌 中医学认为心的生理、病理情况，可以在舌的变化中反映出来。

心，其华在面 "华"，有荣华外露之意。心主全身的血脉，由于血脉循行周身，人的血气是否充盈，可以在望诊面色时看出来。

心恶热 心为火脏，主血脉，热甚火亢则心血易伤；心主神明，高热患者容易产生神昏谵语、狂躁等热伤神明的证候，故有"心恶热"之说。

心主言 在正常情况下，言语受心的主持和控制。

心肾相交 心在上焦，属火；肾在下焦，属水。在正常情况下，心火和肾水之间相互升降、协调，彼此交通，保持动态的平衡。

心合小肠 是指心与小肠之间互为表里的联系和影响。

小肠主受盛 小肠的功能是接受经过胃初步消化的饮食，并进一步化物。

泌别清浊 指小肠在吸收食糜中的精微部分的同时将残渣向下传送至大肠的过程。

肝阳 是指肝的功能活动方面的表现。在正常情况下，肝阳和肝阴保持相对的平衡。

肝气 多指肝脏的生理功能，肝功能失调常常会出现两胁气胀疼痛、胸闷不舒、消化功能紊乱等症状。

肝阴 主要是指肝脏的阴血和肝本脏的阴液。

肝血 指肝脏所藏的血液。

肝，体阴而用阳 "体"，是指实体或实质；"用"是指作用和机能。肝为藏血之脏，血为阴，故肝体为阴。肝主疏泄，为"风木之脏"，容易动风化火，肝又主管筋（肌腱）的活动，从阴阳的观点来分析，是偏于动、偏于热的，属阳。故肝有体阴而用阳之说。

肝藏血 指肝是藏血之脏，既能贮藏血液，又能调节血量。

肝主疏泄 指肝具有疏散宣泄的功能。

肝为刚脏 肝有喜条达舒畅，最恶抑郁，又忌过亢的特性，有如人刚直不阿、急躁的性格，故有"肝为刚脏"之说。

肝主升发 肝的功能正常时，好像春天的树木生长一样，条达舒畅，充满生机，表现出升发的迹象。

肝主谋虑 中医学用将军征战时的深谋远虑来比喻肝的作用，从而体现出肝和某些高级神经的功能有关。

肝主筋 因为筋（肌腱）的营养来源于肝，所以肝具有主管筋的功能。

罢极之本 "罢"，音 pí，义同"疲"，和全身筋的活动有关。"罢极之本"说明肝主管筋的活动，能够耐受疲劳，是运动机能的根本。

肝藏魂 "魂"属于精神活动。肝气疏泄条达而情志正常，称为藏魂，从而体现出精神活动和内在脏器的联系。

肝开窍于目 说明肝脏的精气通于目窍，视力的强弱和肝是有直接关系的。

肝，其华在爪 "爪为筋之余"，说明爪也是肝脏的精气所生，筋为肝所主，肝与筋的虚实情况，可以从指、趾甲的变化反映出来。

肝主血海 血海通常是指冲脉，所谓"冲为血海"，但肝有贮藏并调节血液的功能，故亦有"血海"之称。

发为血之余 是说头发与肝血之间的关系。中医学认为头发的营养来源于血，故年少血气充盛时，头发茂密色黑而有光泽；年老肝血不足，肾气虚，头发变为苍白，易于脱落。

肝恶风 因为肝是"风木之脏"，一些病证如中风、小儿惊风、风湿、麻木、瘙痒、痉、痫等，其病因病理往往和风邪及五脏中的肝密切相关。

肝主惊 惊是指骤然听到巨响、看到可怕的景象或受到突然的刺激等而心动。肝有病则常出现惊风的症状。

肝肾同源 肝肾之间存在着相互滋养的密切关系。

精血同源 肝藏血、肾藏精，肝肾同源，亦即精血同源。

肝肾相生 肝和肾有互相滋养的关系。肝的疏泄条达和调节血量的功能，必须依赖肾阴的滋养；肾阴的再生，又须通过肝的疏泄而入藏于肾。

肝合胆 肝与胆相表里，主要是通过肝和胆之间的联系和某些生理功能的相互配合而体现的。

胆主决断 古人认为胆的作用之一与中枢神经的某些功能活动有关，胆对于防御和消除某些精神刺激的不良影响，以维持和控制人体气血的正常运行，促使脏腑功能相互协调，发挥着重要的作用。

脾阳 指脾的运化功能以及在运化过程中所具有的热能。

脾气 多指脾的运化功能，也包括脾的升清和统摄周身血液的功能。

脾阴 相对胃阳而言，多指脾脏的阴精。

脾主运化 脾具有消化饮食、吸收精微并运送到身体各部，以滋养全身组织器官的功能。

脾统血 指脾有统摄血液，使之正常运行于经脉之中的功能。

脾藏营 脾具有藏纳营血的作用。

脾主肌肉 脾气健运，营养充足，则肌肉丰盈，所以说肌肉的营养是从脾的运化吸收而得。

脾主四肢 脾气健运则全身得到充分的营养供应，四肢活动就会有力，所以脾主四肢。

脾主为胃行其津液 胃在受纳饮食之后，还需要通过脾的作用，把营养精微输送到人体各个部位。

脾主后天 人在出生以后，有赖于脾胃功能的健全，才能保证生长、发育的需要，所以说"脾主后天"。

脾主中土 五行中脾为土脏，位于人体中央，具有促进生长发育、维持人体机能和代谢的功能。

脾为生化之源 脾主运化，把消化吸收的水谷精微输送到其他脏腑器官、四肢百骸以促进生长发育、维持人体机能和代谢的需要，所以"脾为生化之源"。

脾主升清 因为脾能将饮食的精微、津液上输于肺，再输布于其他脏腑器官而化生气血，营养全身，所以说"脾主升清"。

脾藏意 古人按五行学说把情志思维活动分属五脏，观察到因思虑过度可以伤脾，并产生一些病证，而用补脾的方法治疗可以治愈，所以认为"脾藏意"。

脾开窍于口 脾的精气通于口，脾气功能正常，则舌能辨味。

脾，其华在唇 脾主肉，主运化，其精气显露于口唇周围。故望诊口唇和口唇周围，有助于判断脾功能的情况。

脾恶湿 因湿胜容易影响脾的运化功能，所以有"脾恶湿"之说。

仓廪之官 脾主运化、胃主受纳，是五谷（饮食）化生的根本，也是为全身脏腑器官提供营养的"仓廪"，所以仓廪之官为脾胃。

脾合胃 脾与胃相表里，通过脾和胃之间的联系和生理功能的相互配合而体现。

胃阳 泛指胃的功能。

胃气 指胃肠为主的消化功能。胃气主降，在消化功能上主要和脾气相配合。

胃阴 即胃中之津液，又名"胃津"或"胃汁"，是由水谷化生而来的。

胃主受纳 在整个消化道中，胃腔容量较大，有"水谷之海"之称。接受和容纳水谷是胃的主要功能之一。

胃主腐熟 指胃将食物消化为食糜的过程。腐熟水谷是胃的主要功能之一。

胃主降浊 胃气以下降为顺，把初步经过消化的饮食（包括食物残渣）继续推向下行，即所谓"降浊"，它和脾的"升清"作用相反相成。

肺气 指肺的功能活动，也包括呼吸的气体。

肺阴 即滋养肺脏的津液，也称"肺津"。肺阴为水谷之精气所化生，与肺气相互为用，是维持肺功能的必需物质。

肺主气 由于肺主呼吸之气和一身之气两方面，即整个人体上下表里的气都为肺所主，所以说"肺主气"。

肺主治节 治即治理，节意调节，是指肺和心的机能需要相互协调才能共同发挥治理调节全身气、血、津液及脏腑正常生理功能的作用。

肺朝百脉 朝，朝向、会合。肺朝百脉是指百脉会合于肺，即肺在呼吸过程中，全身血液均须流经肺，说明肺和百脉有密切的关系。

肺主肃降 是指肺气宜清宜降。由于肺居上部及肺在体内所起的作用（如司呼吸、主气、主治节、通调水道等），决定了肺气必须在清肃下降的情况下，才能保持其正常的机能活动。

肺主行水 通过肺气的宣降作用，才能保证水液的运行和正常代谢。所以说"肺主行水"。

肺为娇脏 肺既恶热，又怕寒，它外合皮毛，主呼吸，与大气直接接触。外邪侵犯人体，不论从口鼻吸入，还是由皮肤侵袭，都容易犯肺而致病。

肺为华盖 "华盖"，本指帝王的车盖或指画上文彩的伞。因肺在体腔中位居最高，并有覆盖和保护诸脏抵御外邪的作用，故曰肺为华盖。

肺开窍于鼻 肺主呼吸，鼻为呼吸出入之门户，所以说"开窍于鼻"。鼻要发挥正常的通气和嗅觉功能，也必须依赖肺气和调，呼吸通畅。

肺，其华在毛 因为肺能"输精于皮毛"，所以从毛发的荣枯可以推断肺机能的盛衰。

肺恶寒 寒邪可以直接侵袭肺部，故有"肺恶寒"之说。

肺主声 声音和肺气有关联，所以从声音可以大致了解一个人的肺气情况。肺气足的人，声音洪亮；肺气虚的人，声音低怯。

肺肾相生 根据五行理论，肺金和肾水是母子关系。在生理功能中，肺和肾互相配合，互相影响，即"肺肾相生"。

肺合大肠 肺与大肠相表里，是通过肺和大肠经络之间的联系和某些生理功能的相互配合而体现的。

大肠主传导 大肠的主要功能是将从小肠消化吸收后传送下来的化物中剩余的水分和养料，转化为粪便，然后由肛门排出体外。

肾阳 为先天之真火，是肾脏生理功能的动力，也可以说是人体热能的源泉。又名元阳、真阳、真火、命门之火、先天之火等。

肾阴 "元阴""真阴""肾水""真水"等。是指本脏的阴液（包括肾脏所藏的精），是肾阳功能活动的物质基础。

肾藏精 ①藏五脏六腑水谷之精气（为"后天之精"），是维持生命、滋养人体各部组织器官并促进机体生长发育的基本物质；②藏肾本脏之精（即"先天之精"），这是生育繁殖的最基本物质。

肾主骨 骨骼支撑人体的作用，依赖于肾精的濡养。

肾生骨髓 肾精化生骨髓，骨髓藏于骨腔之中，以充养骨骼，所谓"肾充则髓实"。

肾主水 五行中肾为水脏，它在调节体内水液平衡方面起极为重要的作用。

肾主纳气 中医学认为肺虽主呼吸，但肾有摄纳肺气（即"纳气"）作用。

肾主生殖 肾为藏精之府，对于人体的生长发育及繁衍后代起重要的作用。

肾主伎巧 肾气充旺则精盈髓足，不但精神健旺，精巧敏捷，而且筋骨强劲，动作有力。

肾主先天 肾不仅有藏精、主骨、生髓、供给各部器官热能的功能，而且肾气的盛衰直接和人的生长、发育、衰老和生殖能力有关。

肾藏志 志，指记忆力，因脑和髓均为肾精所化，所以记忆力的好坏与肾功能的强弱密切相关。

肾开窍于耳 通过耳朵听觉的变化，可以推断肾气的盛衰情况。

肾开窍于二阴 前阴指尿道（一说包括精窍），后阴指肛门，主要是指肾和大小便的关系。

肾，其华在发 头发的营养虽然来源于血，但头发的生机根源于肾气，体内肾气的外部表现可从毛发上显露出来。

肾恶燥 因肾主骨，生髓，燥则阴精受伤，肾气耗损，骨髓枯竭，津液消灼，故有"肾恶燥"之说。

肾主恐 中医学认为五脏的精气相并于肾，如肾经经脉的脉气不足或肾水不足，以及肝、心、胃的某些病证，均可能出现"恐"的证候。

肾者，胃之关 胃是受纳水液的器官，肾主水，所以在水液的代谢中，把肾比喻为胃的关卡。

肾间动气 又称原气，是两肾间所产生的一种热能和动力，实际上就是命门之火的作用。

左肾右命 其实质是提示学者要注意肾有"肾阴"和"肾阳"两方面的功能，而肾阴、肾阳应该彼此协调。

肾合膀胱 肾与膀胱相表里，是通过肾和膀胱经络之间的联系和某些生理功能的相互配合而体现的。

膀胱主藏津液 是指膀胱为三焦水液归集之处。津液经过肾的气化作用变成小便而排出体外。

三焦主决渎　三焦有通调水道、运行水液的作用。三焦的决渎功能是联合许多脏器而发挥其作用的，其中尤以肾、脾、肺等关系更为密切。

上焦如雾　上焦心肺能宣发由中焦上输的水谷的精气，使之达于全身以温养肌肤、骨节，通调腠理，供给体内各组织器官的功能活动，这个作用好像雾露一样均匀地敷布于全身。

上焦主纳　因为呼吸和食物养料的摄取都是通过上焦而摄纳的，所以上焦主纳。

中焦如沤　中焦脾胃主消化饮食，吸收精微，蒸化津液，使营养物质通过肺脉的输布以化生营气，这个作用好像沤渍食物使之变化一样。

中焦主化　饮食主要在中焦脾胃消化，并由中焦化生气血精微。

下焦如渎　下焦的主要功能是将体内消化后的残余物加以泌别清浊，使糟粕入大肠。水液经由肾的气化渗入膀胱，这个作用有如渠道需要疏通一样。

下焦主出　大小肠、膀胱的主要功能是水液的灌渗与分辨清浊以及大小便的排泄，主排出。

君火　因心是所谓的"君主之官"，故指心火。

相火　一般认为命门、肝、胆、三焦均内有相火，而相火的根源主发自命门。

少火　与壮火相对而言。是一种正常的具有生气的火，是维持人体正常生理活动所必需的，是生理上的"火"。

壮火　与少火相对而言。是一种亢奋的病理之火，能损耗正气，影响人体的正常生理机能，是病理上的"火"。

后天之火　即脾胃之火，可以理解为消化饮食所需要的热能。

先天之火　即命门之火，肾火。

脏腑相合　是指脏腑之间的互相关联和影响。表里相合，主要是通过经脉联系和生理功能的相互配合而体现的。

脏行气于腑　五脏虽是贮藏精气的，但是五脏之"气"（功能）的作用，必然要和六腑发生密切联系，这样才能体现脏和腑的综合功能。

腑输精于脏　六腑尤其是胃能输送精气而灌溉五脏；小肠能将饮食进一步消化，泌别清浊，使水谷的精微传送到五脏贮藏。

五脏六腑皆禀气于胃 营气出于中焦，胃能输送精气而灌溉五脏，五脏六腑必须依靠胃气的供养。

六腑以通为用 六腑只有功能协调，畅通无阻，才能完成传化物的功能，所以说"六腑以通为用"。

五志 指五种情志的变化。情志的变动与五脏的机能有关，肝志为怒，心志为喜，脾志为忧，肾志为恐，统称为"五志"。

五脏所主 即"心主脉""肺主皮""肝主筋""脾主肉""肾主骨"。

五脏所藏 即心藏神、肺藏魄、肝藏魂、脾藏意、肾藏志。

五脏化液 即心液为汗，肺液为涕，肝液为泪，脾液为涎，肾液为唾。

五脏所恶 即"心恶热""肺恶寒""肝恶风""脾恶湿""肾恶燥"。

五味所入 即"酸入肝""辛入肺""苦入心""咸入肾""甘入脾"。

五味所禁 指气病不宜多食辛味、血病不宜多食咸味、骨病不宜多食苦味、肉病不宜多食甘味、筋病不宜多食酸味。

第二节 体表部位

颠 即头顶部。

头顶骨 指头部覆盖包围着脑髓的骨骼部分，简称头颅。主要由左右顶骨和额骨的一部分、枕骨的一部分构成。

囟 囟门，位于头顶部的前方正中，相当于额骨与左右顶骨的联结处。

额颅 指颜面上部，头发边缘以下，两眉以上的部分。

发隙 即头皮上生长头发的边缘部。

前发际 额部上方的头发边缘。

后发际 在项（后头）部上方的头发边缘。

额角 头角，即前发际在左右两端弯曲下垂所呈的角度。

曲周 曲隅，位于额角外下方，耳前上方的发际呈弯曲下垂的部分。

兑发　也称锐发，鬓边。在头发的曲周部向下方伸延的部分，相当于耳的前方。

玉枕骨　枕骨，位于头顶部的后方，头颅骨的后下方。

完骨　①穴位名，位于颞骨乳突尖端的后方凹陷处，属足少阳胆经。②耳郭后面隆起的骨，即解剖学上的颞骨乳突的部分。

天庭　位于额部的中央。

颜　即面部。

印堂　阙、阙中，即鼻根部上两眉毛之间的部位。

阙（què）上　指阙中稍上方的部位，相当于天庭部的下方。

山根　王宫、下极。位于左右侧目内眦的中间。

颏　下巴，指由下嘴唇至下颌骨下缘的部位。

颞颥（niè rú）　鬓骨、太阳，穴位名，眉棱骨梢和外眼角中点向后约一横指处。

颧骨　位于眼的外下方，在颜面部隆起的部分。

巨分　鼻翼外缘向口角外侧伸延的皮肤皱纹沟。

腮　相当于口腔黏膜的外壁。

颐　颊部的外上方，口角的外下方，腮部下方的部位。

颊　耳的前方，颧骨外方的部分。

蕃　颊部的后方，耳根前方的部分。

颊车　①下牙床、牙床、下颌骨；②穴位名，位于下颌骨角的前上方，属足阳明胃经。

颌　下颌骨相当于耳下的一部分。

白睛　白眼、气轮，即眼球呈白色的部分；相当于眼球结膜和巩膜部分。

黑精　黑眼、风轮，即眼球外观呈黑色的部分；相当于解剖学上的角膜部分。

黄仁　睛帝，即眼球角膜后方的虹膜。

瞳神　瞳子、水轮、瞳仁，相当于解剖学上的瞳孔部位，包括房水、晶状体、玻璃体等组织。

内眦 即内眼角。

外眦 即外眼角。

血轮 眼的内眦和外眦的合称。

泪窍 泪堂，位于内眦部，在上下眼睑内方各有一小孔处，为排泄眼泪的通道。

目眶骨 目眶，眼窝四周的骨骼。

眉棱骨 眼眶上缘的骨。

目弦 即上下眼睑的边缘部，此处生有睫毛。

胞睑 即上下眼睑（俗称眼皮），又称目胞、眠胞、目裹、目窠、肉轮。

约束 即眼睑。

鼻柱 指位于左右两鼻孔之间的鼻中隔部分。

鼻准 即鼻尖部，俗称鼻尖。

明堂 即鼻的别名。

畜门 外鼻孔。

方上 即鼻翼部。

人中 ①又名水沟，在鼻下方、唇上方的皮肤纵沟（鼻唇沟）；②穴位名，位于鼻唇沟的上 1/3 处与中 1/3 的交界，属督脉经。

承浆 穴位名，位于下唇中央部下方的凹陷处。

吻 指上唇与下唇在左右侧口角会合的部位。

耳郭 即耳轮，指在外耳道以外，全部耳壳的统称。

蔽 即现代所称的耳屏。相当于外耳孔前面的小球状突起部分。

耳门 穴位名，位于耳的前方，相当于耳屏前方的凹陷部，属手少阳三焦经。

颔 位于颈的前上方，相当于颏（音 kē）部的下方，喉结上方软肉处。

结喉 即喉结，位于颈部前方正中向外突起的部分，相当于喉头的甲状骨处。

天柱骨 颈骨，即解剖学上的颈椎。共七节，位于后颈部。上连颅骨，下接胸椎。

胸膺 即前胸部。

上横骨 指胸骨上端的胸骨柄切迹部分，其外侧连接锁骨。

缺盆 穴位名，位于锁骨上缘凹陷处的正中央，属足阳明胃经。

柱骨 又称为锁子骨、巨骨、缺盆骨，即锁骨。

膻中 穴位名，位于前胸部正中，左右两乳正中间的部位。

腹 在胸部的下方，相当于横膈膜以下的部分，其中在脐以上的部分称为"大腹"，脐以下的部分称为"小腹"或"少腹"。

神阙 穴位名，即肚脐。

横骨 ①即耻骨；②穴位名，位于耻骨前联合上缘的正中点向左右旁开五分处，属足少阴肾经。

曲骨 ①耻骨前联合部；②穴位名，位于耻骨前联合上缘的正中点，属任脉经。

会阴 ①在外生殖器的后方、肛门前方的部位；②穴位名，位于会阴部的正中央，属任脉经。

毛际 指外生殖器上方有阴毛的部位。

气街 ①即人体内气的运行径路，又名气冲；②腹股沟部。

二阴 即前阴和后阴的总称。

前阴 又称"下阴"，是男、女外生殖器及尿道的总称。

后阴 即肛门。

产门 阴户，指妇女的阴道外口。

子门 即子宫外口。

胠（qū） 腋下、胁上空软部分。

季肋 相当于侧胸第十一、第十二肋软骨部分，又名季胁、软肋。

背 躯干部的后面，包括后胸部、腰部及骶部。

膂（lǚ）**骨** 即脊，脊椎骨，共二十一节，包括胸椎十二节、腰椎五节、骶四节。

腰 指后胸部的第十二肋骨以下与髂嵴以上的软组织部分。

膂 膂筋，指在背部，脊椎骨左右两侧的背部肌肉群。

交骨 指骶尾关节部。

尾闾（lú） 位于脊椎骨的最下段，上连骶骨，下端游离，在肛门的后方。又名尾骶、骶、骶端、橛骨、穷骨。

尻（kāo）骨 即解剖学上的骶骨。上面连接腰椎，下面连接尾骨，左右两侧面与髂骨相连。

肩解 即肩关节部。

胛 位于肩部的后下方，现代称为肩胛部。

膊 上肢部，包括肱部（上膊）和臂部（下膊）。又名"臂膊"。

臑（nào）（肱，上膊） 现代称为肱部。在肩部以下、肘部以上的部分。

臑骨 即解剖学上的肱骨，位于肱部，下连"正骨"与"辅骨"。

臂（下膊） 现代称为前臂部。指肘以下、腕部以上的部分。

正骨 位于前臂部，即解剖学上的尺骨。

辅骨 即解剖学上的桡骨。

高骨 手腕部近拇指一侧有显著隆起的部分，即解剖学上的桡骨茎突位置。

锐骨（兑骨） 手腕背部小指一侧的骨隆起，即解剖学上的尺骨茎突。

䯏（shèn） 指脊椎骨两侧的肌肉群。

臀 位于腰部（䯏）的下方，骶骨部（尻）的两侧，相当于臀大肌的部位。

髀枢 即股骨大转子的部位，位于股部外侧的最上方，股骨向外显著隆起的部分。

髀 即股部（大腿部）的代称。

髀关 穴位名，位于髂前上棘与髌骨外上缘连线，平臀纹处。

股 即大腿部。

伏兔 ①伸腿时股部前面肌肉的最高隆起部，状如伏兔而得名，相当于股直肌部分；②穴位名，在股部，位于髌骨上缘的上方6寸，属足阳明胃经。

髀骨 即解剖学上的股骨，俗称大腿骨。

腘 即膝部后方，屈膝时的凹处，俗称腿凹或膝湾。

胫 胫骨的简称。

骸（hái） ①泛指骨骼；②胫骨的别称。

胻（héng）骨 "骭（gàn）骨"，即胫骨，位于小腿部的内侧。

外辅骨 即解剖学上的腓骨，位于小腿部的外侧。

膝解 即膝关节部。

连骸 即膝部内外两侧的两个骨隆起。相当于解剖学上的股内上髁和外上髁的部位。

踝 位于踝关节内，外侧圆形的骨隆起。内侧的叫内踝，是胫骨的下端；外侧的叫外踝，是腓骨的下端。

跗 即脚背部，俗名脚面。

跟骨 位于脚后跟的小骨。

踵（zhǒng） 指足后跟着地的部分。

京骨 ①相当于足外侧第五跖骨底的部分；②穴位名，位于第五跖骨粗隆前下方的凹陷处，属足太阳膀胱经。

然骨 ①位于内踝前的舟状骨部分；②穴位名，即然谷穴，位于足内踝前舟骨结节下方的凹陷处，属足少阴肾经。

束骨 ①足外侧第五跖趾关节的部分；②穴位名，位于第五跖关节后上方的凹陷处，属足太阳膀胱经。

核骨 即拇趾的第一趾骨与跖骨的关节后下方的圆形籽骨。

绝骨 ①指绝骨穴的部位，相当于腓骨下端，内踝上端的部分；②穴位名，又名"悬钟"，在足外踝直上3寸，属足少阳胆经。

趾 即足趾骨。

三毛 指位于足大趾爪甲后方的部分，相当于足大趾趾骨第二节部分。

聚毛（丛毛） 位于脚大趾趾骨第一节后方的皮后横纹部。

跖（zhí） 即足掌，是站立时足部着地的部分。即足大趾下面的远端部分，相当于足大趾球部。

踞（jì） 即足大趾下面（跖）的近端部分。

板 指足底部大趾近端部分，即踞的后方。

广明 泛指人体的前面和上面部位而言。

廉 古代解剖学的术语，即侧或面的意思。"上廉"即上侧（上面），"内廉"即内侧（内面）。

歧骨 指两骨的末端互相交叉的部分。

百节 泛指全身的关节。

四维 古代医书多用作四肢的代称。

四极 即四肢的别称。

匹末 指四肢的末梢，即手部和脚部。

八溪 指上肢部的肘关节、腕关节，下肢部的膝关节、踝关节。左右侧共八处，总称八溪。

四关 ①指上肢部的肩关节、肘关节，下部的髋关节和膝关节；②指上肢部的两侧肘关节和下肢部的两侧膝关节。

赤白肉际 为手背或脚背部深、浅皮色的交界处。

本节 指手部的掌指关节，足部的跖趾关节，手、足各十个本节。

鱼 指手拇指（或足拇趾）后方的掌（或跖）骨处有明显肌肉隆起，状如鱼腹的部位。

鱼际 指"鱼"的边际，为手背或足背部深、浅皮色的交界处。

第三节 精气神

精 构成人体和维持生命活动的基本物质。

生殖之精 即"先天之精"，是构成人体的主要物质，功能是繁衍后代。

水谷之精 即"后天之精"，是维持生命活动和机体代谢所必不可少的物质。

精血 血的生成，本源于先天之精。人在出生以后，血液的再生来源于后天饮食，靠中焦脾胃的气化，吸收饮食中的精微物质加以变化而成。

精气　通常是指后天之精而言，亦即充养脏腑的精华（包括饮食所化生的"营卫之气"），是维持生命活动不可缺少的物质。

营血　指血液。

营　指饮食所化生的精微物质。

血脉　即"经脉"，简称脉，是气血运行的通道。

津液　泛指体内一切水液。指由饮食精微通过胃、脾、肺、三焦等脏腑的共同作用所化生的营养物质。

津　比较清稀，分布于肌肤之间以温润肌肤。

液　比较黏浊，分布并濡养关节、脑髓、孔窍。

津气　这是从津的功能而言。津是清而稀的，属阳。津温养肌肤的功能有赖于气的输布作用，说明津的活动离不开气，而具体体现津的这种功能活动的就叫"津气"。

阴液　泛指体内一切富有营养的液体或指脏腑的阴精。从液的性质而言，液是稠而浊的，属阴，故名。

魄汗　即汗液。

魄门　又称"鬼门"，即汗孔。

津血同源　津液和血都是来源于饮食的精气，并能相互资生，相互作用。

涎唾　涎和唾都是口腔内的唾液。

涎　俗称口水，较淡，主要有润泽口腔的作用。

唾　较稠黏，主要能帮助消化食物。

营卫气血　营、卫、气、血是人体生命活动过程中所必需的物质和动力基础。

气　①指体内流动着的富有营养的精微物质，如水谷之气等；②指脏腑组织的活动能力。

大气　指宇宙间的空气，或胸中呼吸之气。

真气　又称"正气"，是由先天之气和后天之气相结合而成，是能充养全身的。人体各种机能活动及抗病能力都和真气直接相关，故真气是人体生命活动的动力。

原气 又称"元气"，包括元阴之气和元阳之气，乃先天之精所化生，赖后天摄入之营养不断滋生。

宗气 是饮食水谷所化生的营卫之气和吸入的大气相合而积于胸中的气。

营气 乃运行于脉管中的精气，生于水谷，源于脾胃，出于中焦，其性柔顺，有化生血液、营养周身的作用。

卫气 是人体阳气的一部分，生于水谷，源于脾胃，出于上焦，行于脉外，其性刚悍，不受经脉的约束，气行迅速而滑利。它的运行，内而脏腑，外则肌表腠理，无所不到。它既能温养脏腑，又有温润肌肤、滋养腠理、启闭汗孔等重要功能。因为这种气以具有保卫肌表、抗御外邪的作用为特点，所以称为"卫气"。

谷气 又称"水谷之气"，指饮食的精气。

清气 ①指水谷精微之气，亦即从胃传注于肺，然后再散布到脏腑组织的营气；②指秋天清肃之气，或吸入于肺的大气。

浊气 ①指饮食精华的浓浊部分；②指人体呼出之浊气和排出的矢气等。

浊气归心 指水谷的精气通过血的运行归于心脏。

中气 通常是指中焦脾胃之气和脾胃等脏腑对饮食的消化运输、升清降浊等生理功能而言。

气为血帅 气血的运行，保持着相互对立、相互依存的关系，气为阳，是动力；血为阴，是物质基础。营血在经脉中之所以能不停地运行周流全身，有赖于"气"作为它的动力。气行血亦行，气滞血亦滞，所以说"气为血帅"。

血为气母 血为气的载体，气的运行必须依赖营血才能发挥作用，所以血为气之母。

气化 广义的"气化"是指人体内气机的运行变化，如脏腑的功能作用，气血的输布流注，脏腑之气的升降、开阖等。狭义的"气化"是指三焦之气的流行宣化，如三焦输布水液的功能。

生气 指春天的生发之气，为万物生长所必需。

气机 指人体内气的正常运行机制，包括脏腑经络等的功能活动。人体气机活动的基本形式主要为升、降、出、入、聚、散，若气机的升、降、出、入、聚、散失常，则可出现气逆、气郁、气滞、气陷、气闭，甚至气机泄脱等病变。

清阳 指体内轻清升发之气。

浊阴 指体内较重浊的物质。

神 ①是神态、知觉、运动等生命活动现象的主宰，它有物质基础，由先天之精生成，并须后天饮食所化生的精气的充养，才能维持和发挥它的功能；②前人把大脑、中枢神经的部分功能和心联系起来，故又有"心藏神"的说法；③神是生命活动现象的总称，是内脏功能的反映。

神明 即"神"。

精神 是人体生命活动的重要组成部分，它和五脏中的"心"有最密切的关系，因为"心藏神"。

三宝 指精、气、神，又称"三奇"。

形体 指身形和体质。

体质 "体"，指身体；"质"为性质、本质。所谓体质，就是机体因为脏腑、经络、气血、阴阳等的盛衰偏颇而形成的素质特征。

正常体质 即身体强壮且无阴阳寒热之偏的体质。形体肥瘦匀称、健壮，头发盛长而黑，面色红润，肤色红黄隐隐、明润含蓄，目光有神、精采内含，鼻色明润、嗅觉通利，口和，唇红润，胃纳佳，四肢轻劲有力、能耐受寒热，二便正常，脉象从容和缓、节律均匀，舌质淡红、润泽，苔薄白。

气虚体质 指素体气弱少力之质。此型胖和瘦人均有，但瘦人为多。毛发不华，面色偏黄或㿠白，肤色黄，目光少神，鼻部色淡黄，口淡，唇色少华，肢体疲乏无力，不耐寒热，纳呆，大便正常或便秘，小便正常或偏多，脉象虚缓，舌淡红，边有齿印。

血虚体质 指血虚之体常见的素质特征。主要可见面色萎黄或苍白，唇舌色淡，毛发枯燥，肌肤不泽，精神不振，疲乏少力，动则短气，大便常秘，脉象细弱等象。

阴虚体质 指阴液亏虚，失于滋润，阴虚阳亢的体质。体形瘦长，面色多偏红或颧红，肤色苍赤，巩膜红丝较多或见暗浊，两眼干涩，视物昏花，眵多，鼻中微干，或有鼻血，口燥咽干，多喜饮冷，唇红微干，手足心热，大便偏干或秘结，小便短赤，脉细弦或数，舌红少苔或无苔。

阳虚体质 指素体阳气亏虚，阴寒内盛的体质状态。多见形体肥胖，面色少华、苍白，毛发易脱落，肤色柔白，两目胞色晦暗，鼻头冷或色微青，口唇色淡红，形寒肢冷，倦怠，背部或脘部怕冷，多喜偏热食物，大便溏薄，小便清长，舌质淡胖，边有齿印，苔白。

气郁体质 指脏腑功能失调，特别是气机郁滞为基本状态的体质类型。是按正虚、邪实分类，但临床常见某些人群，特别是女性为主的群体，出现以肝郁不舒、气机郁滞为特征的体质状态。见性格内向，少言寡语，素多抑郁，遇事善于思虑，难以忘却，多愁善感，叹息嗳气，胸胁胀满，脘腹胀闷，或多怒易急躁，口干苦等。

瘀血体质 指经脉不畅，血瘀不行，或瘀血内阻的体质状态。此型多见于瘦人。毛发易脱落，面色黧黑或面颊部见红丝赤缕，肤色偏暗滞，或见红斑、斑痕，或有肌肤甲错，眼眶暗黑，或白珠见青紫，红筋浮起，鼻部暗滞，口干，但欲漱口不欲咽，口唇淡暗或紫，脉弦或沉、细涩或结代，舌质青紫或暗，或舌边青，有点状或片状瘀点，舌下静脉曲张。

痰湿体质 指由于体内痰饮水湿潴留而形成的体质特征。体形多肥胖丰腴，面色淡黄而暗，肤色白滑，鼻部色微黑，口中黏腻不爽，四肢沉重，嗜酒，恣食肥甘，大便正常或不实，小便不多或微浑，脉濡或滑，苔腻。

阳盛体质 指阳气偏盛，功能亢奋，热量过多，"阳盛则热"。形体壮实，面赤时烦，声高气粗，喜凉怕热，口渴喜冷饮，小便热赤，大便熏臭为其特点。若病则易从阳化热，而见高热、脉洪大、大渴、饮冷等症。

第三章 经络腧穴

第一节 经 络

经络 是人体内经脉和络脉的总称。是运行全身血液、联系脏腑肢节、沟通上下内外、调节体内各部分的通路。

经脉 是人体内运行气血、联系体内各部分的主要干线，又可分为"正经"与"奇经"两大类，二者共同组成经脉系统。

正经 即十二经脉、十二经。是体内气血运行的主要通路，其中包括手太阴肺经、手阳明大肠经、足阳明胃经、足太阴脾经、手少阴心经、手太阳小肠经、足太阳膀胱经、足少阴肾经、手厥阴心包经、手少阳三焦经、足少阳胆经、足厥阴肝经共十二经。

奇经 奇经八脉之简称，即任脉、督脉、冲脉、带脉、阳维脉、阴维脉、阳跷脉、阴跷脉。

十四经 即十二经（正经）和奇经八脉中的任脉和督脉的合称。

手三阴经 即手太阴肺经、手少阴心经、手厥阴心包经。它们的循行方向均由胸部经过上肢屈侧抵止于手部。

手三阳经 即手阳明大肠经、手太阳小肠经、手少阳三焦经。它们的循行方向均由手部经过上肢伸侧抵止于头部。

足三阳经 即足阳明胃经、足太阳膀胱经、足少阳胆经。它们的循行方向均由头部经过躯干部、下肢外侧抵止于足部。

足三阴经 即足太阴脾经、足少阴肾经、足厥阴肝经。它们的循行方向均由足部经过下肢内侧、腹部抵止于胸部。

六经　即太阳经、阳明经、少阳经、太阴经、少阴经、厥阴经的合称。

阳脉　阳经，指经脉中的阳经，其中包括手足三阳经、督脉、阳维脉、阳跷脉等。

阴脉　阴经，指经脉中的阴经，其中包括手足三阴经、任脉、冲脉、阴维脉、阴跷脉等。

手太阴肺经　十二经脉之一。它的循行路线是：在体内，属肺，络大肠，并与胃、喉相连；在体表，由胸部外上方沿上肢屈侧前面向下，止于拇指端。

手阳明大肠经　十二经脉之一。它的循行路线是：在体内，属大肠，络肺；在体表，由食指端经过上肢伸侧前面、肩部、颈部、颊部，止于对侧鼻孔旁。

足阳明胃经　十二经脉之一。它的循行路线是：在体内，属胃，络脾；在体表，由鼻部经过侧头部、面部、颈部、胸腹部、下肢外侧的前面，止于第二趾端。

足太阴脾经　十二经脉之一。它的循行路线是：在体内，属脾，络胃，并与心及舌根相连；在体表，由足大趾沿下肢内侧（由中部转向前部）、腹部、胸部，止于侧胸部。

手少阴心经　十二经脉之一。它的循行路线是：在体内，属心，络小肠，并与咽部及眼相连；在体表，由腋下部沿上肢屈侧后面向下，止于小指端。

手太阳小肠经　十二经脉之一。它的循行路线是：在体内，属小肠，络心，并与胃、眼和内耳相连；在体表，由小指端经过上肢伸侧后面、肩胛部、侧颈部、颜面、眼部，止于耳部。

足太阳膀胱经　十二经脉之一。它的循行路线是：在体内，属膀胱，络肾，并与脑相连；在体表，由眼部向上越过头顶，向后、向下，经过项部、背部两侧、臀部、下肢后面，止于小趾端。

足少阴肾经　十二经脉之一。它的循行路线是：在体内，属肾，络膀胱，并与脊髓、肝、膈膜、喉部、舌根、肺、心、胸腔等相连；在体表，由足小趾经足心、内踝、下肢内侧后面、腹部，止于胸部。

手厥阴心包经　十二经脉之一。它的循行路线是：在体内，属心包，络三焦，并与横膈膜相连；在体表，起于侧胸部，经腋下、上肢屈侧正中线，止于手中指指尖。

手少阳三焦经　十二经脉之一。它的循行路线是：在体内，属三焦，络心包，并与耳、眼相连；在体表，起于无名指端，沿上肢伸侧正中线，经过肩部、侧颈部、侧头部、耳部，止于眼部。

足少阳胆经　十二经脉之一。它的循行路线是：在体内，属胆，络肝；在体表，由眼部经侧头部、耳部、颊部、后头部、肩部、侧胸腹部、下肢外侧，止于第四趾端。

足厥阴肝经　十二经脉之一。它的循行路线是：在体内，属肝，络胆，并与生殖器、胃、横膈膜、咽喉、眼球相连；在体表，由足大趾经下肢内侧（由前部转向中部）、外阴部、腹部，止于侧胸部。

督脉　奇经八脉之一。起自会阴部，循背部脊柱正中线向上，经过后颈部，越过头顶部，止于颜面部上齿龈的正中（以上均沿正中线分布）。在循行过程中与脊髓、脑和诸阳经相连系，是阳经经脉的总纲。

任脉　奇经八脉之一。起于小腹内（胞中），沿脊椎骨内部上行。同时又出于会阴部，上至前阴，沿着腹部正中线，通过脐部，上至胸部、头部（均正中线），至下唇中央，由此分为左右两支止于眼部。在循行过程中和诸阴经相连系，是阴经经脉的总纲。

冲脉　奇经八脉之一。起于小腹内，沿着脊椎骨内部上行。同时由阴部的两侧开始，夹脐两旁向上，到胸部而止。

带脉　奇经八脉之一。起于季胁部，横行环绕腰部一周。

阳维脉　奇经八脉之一。起于外踝下方，经下肢外侧、侧腹部、侧胸部、肩部、后颊部，止于头顶部。

阴维脉　奇经八脉之一。起于内踝上方，经下肢内侧、腹部、胸部、咽喉，止于后颈部。

阳跷（qiāo）脉　奇经八脉之一。起于足跟外侧，沿外踝向上，经下肢外侧、侧腹部、侧胸部、肩部、面颊，止于后颈部。

阴跷脉 奇经八脉之一。起于足跟内侧，沿内踝向上，经下肢内侧、前阴部、腹部、胸部、颈部、鼻的两侧，止于眼部。

三阴 太阴、少阴和厥阴三经的总称。其中包括了手三阴和足三阴，实际上是六条经脉。

三阳 太阳、阳明和少阳的总称。其中包括了手三阳和足三阳，实际上是六条经脉。

太阳 经脉名称之一。有阳气旺盛的意义，因为其位于身体的最表层，感受外邪后也是最先发病的经脉。

少阳 经脉名称之一。有阳气减弱的意义，其位置在半表、半里，属于太阳和阳明的中间。

阳明 经脉名称之一。是阳气发展的最后阶段，也是在太阳和少阳两经阳气基础上的继续，其位置在太阳和少阳的里面。

太阴 经脉名称之一。有阴气旺盛的意义，其位于三个阴经的最表层。

少阴 经脉名称之一。有阴气减弱的意义，其位置在太阴和厥阴的中间。

厥阴 经脉名称之一。是阴气发展的最后阶段，开始重新向阳的方面的转化过程，其位置在太阴和少阴的里面。

十二经筋 是十二经脉之气输布于筋肉骨节的体系，是附属于十二经脉的筋肉系统。

十二经别 是十二正经离、入、出、合的别行部分，是正经别行深入体腔的支脉。

离 十二经别多从四肢肘膝关节以上的正经别出为离。

入 经过躯干深入体腔，与相关的脏腑联系为入。

出 经别从体表浅出，上行于头项部为出。

合 在头项部，阳经经别合于本经的经脉，阴经经别合于其相表里的阳经经脉。

六合 十二经别按阴阳表里关系汇合成六组，在头项部合于六阳经脉，故有"六合"之称。

经气　泛指在经脉中运行的"气"，亦指经脉的主要功能。

阴脉之海　任脉的别称。因为足三阴经和阴维、冲脉都有分支直接会合于任脉，起着调节全身阴气的作用。

阳脉之海　督脉的别称。因为手、足三阳经都有分支直接会合于督脉，起着调节全身阳气的作用。

十二经之海　冲脉为"十二经之海"，十二经脉均与其交会，具有涵蓄十二经气血的作用。

太冲脉　冲脉的别称，因其可调养女子的月经和胞胎而得名。

宗脉　宗脉所聚，指分布在眼、耳等重要器官上，由很多经脉汇聚而形成的主脉或大脉。

心系　直接与心脏连系的大血管。

十二皮部　是十二经脉在体表一定皮肤部位的反映区。

三阳在头　是指足阳明经在头颈部的人迎穴处的动脉。

三阴在手　是指手太阴经在手腕部的寸口动脉。

开、合、枢　是针对经脉生理作用的三个特点来说的。在阳经方面，太阳经主开，阳明经主合，少阳经主枢；在阴经方面，太阴经主开，厥阴经主合，少阴经主枢。

络脉　是从经脉分出，遍布于全身的分支脉络，具有加强表里经脉的联系、通达经脉未能经过的部位等功能。有别络、浮络和孙络之分。

孙络　比络脉更小，有极多分支，又称为"孙脉"。

十五络　大络，全身最大的络脉共十五条，即十四经各有一条络脉，再加上"脾之大络"，故称"十五络"。

胃之大络　又名"虚里"，是由胃腑直接分出的一条大络脉。其循行径路是由胃上行，贯通横膈，连络肺脏后，向外分出，布于左侧乳部的下方，即心尖搏动的部位。

脾之大络　由脾脏直接分出的一条大络脉。其循行径路是由脾发出，在侧胸壁的大包穴处穿出，散布在胸胁部。脾之大络是全身十五条大络脉中的一条。

胞脉　又名"胞络"，即分布在子宫上的脉络，其中包括冲脉和任脉。

胞脉主要的作用是主女子行月经和养胞胎。

浮络　指位于皮下浅表的络脉。

鱼络　指在手拇指内侧鱼际部的络脉。

阴络　①凡是手、足三阴经分出的络脉称阴络；②指下行的或位置较深的络脉。

阳络　①由手、足三阳经分出的络脉都称阳络；②指上行的或位置较浅的络脉。

第二节　腧　穴

穴　是经络气血在身体表面聚集、输注或通过的重点部位。

络穴　全身十五脉络各有一个穴位与经脉相联络。其中包括十四经脉发出的十四条络脉的穴位，和由脾脏分出的一条络脉的穴位，共十五个络穴。

五输穴　十二经脉中的每一经脉分布在肘、膝关节以下的五个特定腧穴，即"井、荥、输、经、合"穴，称"五输穴"。

井穴　五输穴的一种，均位于手指或足趾的末端处。在经脉流注方面很像水流开始的泉源一样。全身十二经各有一个井穴，故又称"十二井穴"。

荥穴　五输穴的一种，均位于手、足部的远端。在经脉流注方面就像刚流出泉源时的细小水流一样。全身十二经各有一个荥穴。

俞穴　五腧穴的一种，均位于手或足部。在经脉流注方面就像水流逐渐汇集输注到更大的水渠一样。全身十二经各有一个俞穴，又称"十二俞穴"。

经穴　①分布在经脉体表循行路线上穴位的总称，其中包括十二正经的经穴和奇经中任、督二脉的经穴；②五俞穴的一种，均位于腕关节或踝关节附近，在经脉流注方面好像较大的河水迅速流行一样。全身十二经各有一个经穴。

合穴　五输穴的一种，均位于肘关节或膝关节的部位。在经脉流注方面好像各处的江河会合流入大海一样。全身十二经各有一个合穴。

原穴　五输穴的一种，其位置在腕或踝关节附近。在经脉流注方面好像水渠中的水流源源不断地流过一样。而手、足三阴经则均是以本经的俞穴代替原穴（共六个，也称原穴），连同阳经的原穴，合称"十二原穴"。

八会穴　古人概括了八个和全身某些生理机能有关的重要穴位，根据其不同的作用而命名，其中包括：气会—膻中穴、血会—隔俞穴、骨会—大抒穴、筋会—阳陵泉穴、髓会—绝骨穴、脉会—太渊穴、脏会—章门穴、腑会—中脘穴。

髎（liáo）　指在骨节之间部位的统称。

会穴　即两条或两条以上经脉相互交会的部位。

溪谷　泛指经络穴位。谷，相当于十二经脉循行的部位；溪，相当于三百六十五个经穴的部位。"谷"和"溪"均指肢体肌肉之间相互接触的缝隙或凹陷部位。

募穴　指位于胸腹部体表，和脏腑生理、病理反应有密切关系的一些反应点，它们都是脏腑经气聚集的地方。

背俞穴　指位于背部脊柱两侧体表，和五脏六腑生理、病理反应有密切关系的一些反应点，它们都是脏腑经气输注的地方。

阿是穴　又称天应穴、不定穴。即"以痛为俞"，以压痛点作为穴位。

郄（xì）穴　含有孔窍或缝隙的意义。是体内气血聚会的重要穴位。

华佗夹脊穴　位于背部正中线，两侧离脊椎棘突0.5寸处，有两种取法：①自第一颈椎至第四骶椎，各旁开0.5寸左右各二十八穴，共五十六穴；②自第一胸椎之下至第五腰椎之下为止，各旁开0.5寸，左右各十七穴，共三十四穴。夹脊穴的临床适应范围较广，主要是调整内脏机能的紊乱和治疗脊背部的局部症状。

八风穴　位于足背部，五个足趾间歧骨部中央，趾蹼边缘上，每侧四穴，左右共八穴，主治足部疼痛、麻木、红肿等症。

八邪穴　位于手背部、五个手指间的歧骨部中央，每侧四穴，左右共八穴。主治手指疼痛、脉木及头项强痛等症。

十宣穴　位于十个手指尖端的正中，左右手共十个穴。常用于中风、中暑出现昏迷时的急救。

经外奇穴　不属于经穴的穴位。

同身寸　针灸取穴的一种长度标准，以患者本人体表的某些标志作为测量的单位。

中指同身寸　即让患者屈指，取其中指中节两侧横纹头的距离为一寸，进行测量。这是临床应用最多的一种方法。

拇指同身寸　即以患者拇指末节的横纹宽度为一寸。

一夫法　就是在食指至小指合并时（即四横指）其横经的最大宽度为一夫。

肓之原　①肓指心下膈上部位，肓之原是脏腑的原穴之一；②指气海穴部位。

第四章 病因病机

第一节 病　因

三因　"内因""外因""不内外因"三类病因的总称。

天人相应　指人体组织结构、生理现象以及疾病同自然界变化相对应的关系。

正气　①生命机能的总称；②与病邪相对来说，是指人体对疾病的防御、抵抗和再生的能力。

邪（邪气）　①指风、寒、暑、湿、燥、火和疫疬之气等从外侵入的致病因素，故又称"外邪"；②与人体正气相对来说，泛指多种致病因素及病理的损害。

六气　①指自然界一年四季风、寒、暑、湿、燥、火等六种气候因素的变化；②指人体生命活动的六种基本物质，即精、气、津、液、血、脉等。

六淫　风、寒、暑、湿、燥、火六种病邪的合称。淫，邪也，过也，甚也。泛指"六气"的太过、不及或不应时而有，成了致病的邪气，属于外感病的一类病因。

淫气　淫，指浸淫；气，可指正气或邪气。

正气浸淫　指饮食精微濡润肌肤筋脉的生理作用。

邪气浸淫　指为病邪流溢的病理变化。淫指有余，过度或失其节制。凡人体阴气、阳气过亢或某种气候的异常，均可伤及人的正气而致病。

四时不正之气　泛指四季不正常的气候，如冬天应寒而反暖，春天应暖而反寒等。它对生物生长发育是不利的。当人体不能适应这些气候时，就可能引起疾病。

时邪 泛指与四时气候相关的病邪，是时令病致病因素的统称。

戾（lì） 暴戾之意。戾气又有"疠气""疫疠之气""毒气""暴气"或"杂气"等称，是一类有强烈传染性的致病邪气。

时行戾气 简称"时行"或"时气"，指流行中的具强烈传染性的病邪。

时毒 指具有季节性和流行性的病邪，又称疫毒。

大风苛毒 大风，指风邪猛烈；苛毒，指毒气严重。均形容某些剧烈的病邪。

五邪 即"虚邪""实邪""贼邪""微邪""正邪"等五种病邪的合称。

虚邪 正气亏虚，邪气乘虚而入。

实邪 指正气盛，邪气也盛。

贼邪 根据五行生克关系，病邪从克我的方面传来，称为"贼邪"。

微邪 指邪气轻微，致病也轻浅。

奇邪 邪气的性质奇特，发病规律与一般不同。

清邪 处于空间的雾露邪气。

浊邪 多指湿浊之邪。

客邪 泛指侵害人体的邪气，因邪气从外而来，故名。

合邪 指两种或两种以上的邪气结合侵犯人体，或从病症表现出其病因有两种或两种以上的邪气。

贼风 ①指风邪；②泛指四时不正常的气候，因它们具有贼害的性质，会使人致病，所以名之为贼风。

阴邪 ①因六淫病邪中的寒、湿等邪气致病易伤阳气，阻滞气化活动；②侵犯阴经的邪气。

阳邪 ①因六淫病邪中的风、暑、燥、火等四种邪气致病多表现为阳热证候，易伤阴津；②指侵犯阳经的邪气。

邪害空窍 空窍，即孔窍。指邪气侵入口、鼻、耳、目等器官所发生的病症。

外感　病因和病症分类，指感受六淫、疫疬之气等外邪。这些病邪或先侵犯人体皮毛肌肤，或从口鼻吸入，或同时受病，都是自外而入。

新感　感受病邪后，很快发病的，称为新感。

新感引动伏邪　若内有伏邪，由新感触动而发病的，称为"新感引动伏邪"。

伏气　指病邪伏藏体内，经过一段时间而发病。

风　病因，六淫之一，常与其他病邪结合而致病。风为阳邪，发病症状每有游走性和多变性。

风为百病之长　风邪是导致多种疾病发生的重要因素，临床上寒、湿、燥、热等病邪均可依附于风而侵犯人体。

外风　指外感风邪。

内风　病变中出现动摇眩晕的一类病症，不属于外感风邪。

微风　感受风邪而发病轻微者，或临床表现为肌肉蠕动。

伤风　伤于风邪而发病，习称伤风感冒。

寒　六淫之一。寒属阴邪，易伤阳气而影响气血活动。

外寒　①指外感寒邪，由于寒邪侵袭肌肤，阳气不得宣通透泄，出现恶寒、发热、无汗、头痛、身痛和脉浮紧等症；②指人体表阳虚弱，出现形寒畏冷或容易感冒的病症。

内寒　指阳虚气弱，脏腑功能衰退，引起水液运化障碍，浊阴潴留的病症。

中寒　①寒邪所中，平素阳气不足，突然遭到寒邪侵袭，出现四肢厥冷、六脉沉细或迟紧等症状；②中焦虚寒，由于阳气不足，脾胃机能衰退，出现腹痛喜按、畏寒肢冷、口淡泛恶、食少便溏等症状。

暑　夏季的主气，六淫之一。暑为阳邪，致病有季令的特点。临床表现为头痛、发热、口渴、心烦、多汗、脉洪数等；暑邪又易耗气伤津，故常出现身体疲倦、四肢乏力、口干等症。

湿（湿气）　六淫之一。湿属阴邪，性质重浊而黏滞，它能阻滞气的活动，障碍脾的运化。

外湿 指感受外界湿邪而言。湿是一种阴邪，性质重浊而黏滞，最易阻碍气的活动。临床表现为头重如裹、颈项酸痛、胸闷腰酸、四肢困倦、关节疼痛等。

内湿 指体内水湿停滞而言。由于脾肾阳虚，不能运化水湿所生的病症。临床表现为食欲不振、腹泻、腹胀、小便少、面黄、下肢浮肿、舌质淡苔润、脉濡缓等。

水气 指水液停留体内而产生的病症。多因脾肾阳虚，不能运化水湿所致。

湿毒 指湿气郁积日久成毒而言。湿毒积于肠而下注，症见粪便有血水，或便血而色紫暗不鲜，但腹不痛。

湿毒流注 若湿毒下注，郁于肌肤，则小腿部易生疮痈，称为湿毒流注。症见疮形平塌，根脚漫肿，色青或紫黑，溃破后脓水浸渍蔓延，久不收口。

湿浊 即湿气，因湿性重、浊、黏、腻，常常停滞在病位，阻碍阳气的活动。

秽浊 污秽混浊之意，可用于形容某些病人的排泄物、分泌物或身体散发的特殊气味。

恶气 泛指六淫或疫疠之气等病理性产物。

浊邪害清 湿热蕴积而上蒸，轻清的阳气被阻遏，以致孔窍壅塞，出现神识昏蒙、耳聋、鼻塞等症状。

燥 六淫之一，易伤津液。临床表现为目赤、口鼻干燥、唇焦、干咳、胁痛、便秘等。

内燥 指体内阴津耗伤而出现干燥的证候，多因热病后期，或吐泻、出汗、出血过多，或用药不当等而引起。

火 六淫之一，温热、暑热等均属火的病邪，其性质属阳，病症都表现为热性。

火邪 ①六淫病邪之一；②泛指病变过程化火的表现。

邪火 同生理的火相对而言，凡病因中的火邪、病变中产生的火热现象均属之。

郁火 泛指阳气被郁而出现脏腑内热的症状，通常指"木郁化火"。

火毒（热毒） 指火热病邪郁结成毒，如疔疮、丹毒、热疖等；又指烫火伤感染。

温邪 多种热性病致病外因的总称。

温热 病因，即"温邪"。

风寒 指风和寒相结合的病邪。临床表现为恶寒重、发热轻、头痛、全身酸痛、鼻塞流涕、舌苔薄白、脉浮紧等。

风热 指风邪夹热。临床表现为发热重、恶寒轻、口渴、舌边尖红、苔微黄、脉浮数，甚则见口燥、舌干、目赤、咽痛、衄血等。

风湿 ①病因，指风和湿相结合的病邪；②风湿所致的病。

风寒湿 指风、寒、湿三种邪气的相合。

风燥 指风与燥两种邪气的相合，多感于秋燥时令。临床表现为头痛、发热、恶寒无汗、鼻塞、唇燥、咽干、干咳、胸满、胁痛、皮肤干涩、舌苔白薄而干、脉浮涩等。

寒湿 ①指湿浊内困肠胃、损伤脾阳或患者平素脾肾阳虚而致水饮内停，均可出现畏寒肢冷、腹胀、大便稀溏，或天亮前泄泻，或浮肿等病症；②寒与湿相合的病邪，致病则卫外的阳气不行，血流不畅，发生肌肤疼痛、关节挛痹等症。

暑热 病因，即暑邪。

暑湿 即暑热夹湿。以胸脘痞闷、心顶、身热、舌苔黄腻为主症。

燥热（燥火） 指感受燥气，损伤津液，以致化热化火。多见目赤、牙龈焮肿、咽痛、耳鸣或鼻衄、干咳、咯血等症。

七情 指喜、怒、忧、思、悲、恐、惊等精神情志变化的七种表现，是对外界事物的反映。

六郁 是气、血、湿、火、痰、食六种郁证的合称。

内伤 ①指七情不节、饮食饥饱、劳倦、房事过度等而致内损脏气的病症；②指捶击跌仆等而致体内脏器受伤，或强力负重而伤及气血。

百病皆生于气 气是构成和维持人体生命活动的最基本物质，气的功能紊乱，引起脏腑功能失调而致病。

五志过极　五志，即喜、怒、忧、思、恐等五种情志，亦泛指各种精神活动。这些活动过度，就会影响脏腑气血活动，成为致病的原因。

五志化火　指喜、怒、忧、思、恐等各种情志活动失调而引起的病理性机能亢进。

五劳　心劳、肝劳、脾劳、肺劳、肾劳等五脏劳损的疾病。

五劳所伤　因劳逸不当、气血筋骨活动失调而引起的五类损伤。

七伤　即食伤、忧伤、饮伤、房事伤、饥伤、劳伤、经络营卫气伤等七种劳伤病因的合称。

劳倦　劳即劳损，倦即倦怠。泛指一些虚损症的致病因素。

房劳　又称"房事伤"。指性生活过度，耗损肾精，成为劳损症的病因之一。

外伤　指打击跌仆等，致皮肤、肌肉、筋骨受伤。

金创　又称"金疮"。指金属利器造成的创伤，并包括因创伤而化脓溃烂的疮。

烫火伤　高温引起的灼伤。其中，高温液体或蒸汽所致的，一般称为烫伤；火焰或火器所致的，称为火伤。

虫兽伤　虫兽等各类动物致人的伤害，包括蛇伤、犬咬伤、昆虫的叮刺伤等在内。

瘀血　体内血液瘀滞于一定处所的病症。

蓄血　因血液运行受阻，瘀积在经脉管内或器官内的称为"蓄血"。

恶血　瘀血的一种，是指溢于经脉外，积存于组织间隙的坏死血液，又称"败血"。

衃（pēi）血　即凝固呈紫黑色的败血。

痰　指呼吸道分泌的病理性产物，并包括某些病变器官组织内积存的黏液物质。

湿痰　湿浊内停日久而产生的痰。

顽痰　指顽固难愈的痰症。

伤食　即伤于饮食的致病原因。多指暴饮暴食，也包括饮食不洁和过食寒凉生冷等，又称"食滞"。临床表现为厌食、胸脘痞闷、嗳腐吞酸、腹胀泄泻、大便酸臭、舌苔浊腻等。

膏粱厚味 肥腻浓厚的食物。长期多食，不但影响肠胃功能，还会产生内热和疮疡的病症。

炙煿（bó） 煎、炒、炸、爆一类的烹调方法，性多燥热，偏嗜会损耗胃阴，发生内热病症。

五味偏嗜 五味，指辛、甘、酸、苦、咸。长期偏嗜五味，是致病因素之一。

癖嗜 致病因素之一，偏于饮食方面的某种积久成习的嗜好。

酒癖 指嗜酒成性。

中毒 毒物进入体内，因毒性作用而发生的病症。

中恶 因触冒不正之气或卒见怪异而大惊恐，忽然呈现手足逆冷、面色发青、精神恍惚、头目昏晕，或错言妄语，甚则口噤、昏厥等症。

劳复 又称"差后劳复"。差，即病愈。指病初愈，因劳复发。

食复 劳复之一。久病或大病初愈，饮食不节，影响脾胃的消化和吸收，使疾病再次复发。

食肉则复 指某些急性热病恢复期，消化机能低下，如恣食腥荤肥腻的肉类，使体温回升出现病情反复的现象。

女劳复 劳复之一。大病初愈，精神气血尚未恢复，不注意调摄，房事过度，损伤肾精所出现的一种病症。

水土不服 初到一个地区，由于自然环境和生活习惯的改变，暂时不能适应的现象。

诸虫 泛指寄生于人体，可以致病的各种虫类，以肠道寄生虫最为多见。

蚘虫 即蛔虫，古书中亦称为"长虫"。

山岚瘴气 指南方山林间湿热蒸郁而产生的瘴气，类似于自然疫源的性质，通常指的是疟疾。

疟邪 导致疟疾的病邪。

胎毒 婴幼儿发生疮疖、痘疹等疾病，古人认为是胎儿母体中遗留的热毒所致，称为胎毒，实际上多是感染性疾患。

内毒　指由内透发的热毒，热毒蕴伏体内，当抵抗力不足或遇到诱发因素，而发痈疮，或见高热头痛，口干咽痛，骨节烦疼，皮肤发斑，或吐血衄血，神志不清，舌绛，苔焦甚或起芒刺，脉浮大而数或六脉沉细而数等。

第二节　病　机

病机　指疾病发生、发展、变化的机理，包括病性、病位、病势、脏腑气血虚实变化及其预后等。

诸风掉眩，皆属于肝　指一般的内风疾患，出现头目昏花、肢体动摇等症状，多由于肝的病变。

诸寒收引，皆属于肾　指一般的阴寒内盛，出现筋脉挛急，关节屈伸不利，多属肾的病变。

诸气膹（fèn）郁，皆属于肺　指一般因上焦气机不利而出现呼吸迫促、胸部痞塞的症状，多属肺的病变。

诸湿肿满，皆属于脾　指一般水湿潴留而出现浮肿胀满的症状，多属脾的病变。

诸热瞀瘛（mào chì），皆属于火　指一般热病出现神志昏迷、抽搐症状，多属火证。

诸痛痒疮，皆属于心　指一般皮肤疮疡，出现焮热疼痛瘙痒的症状，多属心火炽盛，血分有热所致。

诸厥固泄，皆属于下　指一般的厥逆、便秘、泄泻等证候，多属下焦的病变。

诸痿喘呕，皆属于上　指一般的痿证、气喘、呕吐等证候，多属上部肺胃的病变。

诸禁鼓栗，如丧神守，皆属于火　指一般热病出现口噤、寒战鼓栗、神志失常等，多属火证。

诸痉项强，皆属于湿　指一般身体强直或颈项强硬，转动障碍，多属湿证。

诸腹胀大，皆属于热　指一般腹部坚硬胀满（兼见便秘、尿涩、烦热、口苦等），多属热证。

诸逆冲上，皆属于火　指一般气逆上冲，如连声响亮的呃逆、喷射状呕吐等，多属火证。

诸躁狂越，皆属于火　指一般出现烦躁发狂、举动失常的症状，多属火证。

诸暴强直，皆属于风　指一般突然出现筋脉强直拘挛的症状，多属风证。

诸病有声，鼓之如鼓，皆属于热　指一般出现腹胀肠鸣，叩之有鼓音，多属于热。

诸病胕肿，疼酸惊骇，皆属于火　指一般出现下肢足背浮肿而有酸疼的感觉，又见心神不安、惊骇的症状，多属火证。

诸转反戾，水液浑浊，皆属于热　指一般的抽筋、角弓反张、肢体强直而分泌物黏浊不清的，多属热证。

诸病水液，澄澈清冷，皆属于寒　指一般体内排出的水液，如果是淡薄透明而又寒冷的，多属寒证。

诸呕吐酸，暴注下迫，皆属于热　指一般呕吐物有酸臭腐味或较急的喷射状腹泻而有里急后重感觉的，多属热证。

正邪相争　指正气与邪气互相争持之意。广义来说，一切疾病都是正邪相争的反映；狭义来说，指外感发热病出现寒热往来的病理。

正虚邪实　正虚，指正气虚弱；邪实，指邪气结聚或邪气过盛。即因邪气过盛，正气抗病机能低下所出现的病理现象。

邪气盛则实　当病邪有余而人体正气充足，机能代谢活动增强以抵抗病邪，故表现为亢盛的实证。

精气夺则虚　指因正气过度耗损而出现的虚证。

实则太阳，虚则少阴　指感受外寒发病后两种不同的病理变化。患者正气比较充实，感寒后能立即抵抗外寒的入侵，出现头项强痛、恶寒发热、无汗或有汗、脉浮等太阳表证，故称"实则太阳"；正气虚弱，感寒后寒邪内陷少阴，出现恶寒、身不发热而仅见心烦神倦，或有时发热而头不痛、脉不浮，称为"少阴表证"，故称"虚则少阴"。

实则阳明，虚则太阴　指外感发热病，当病邪内传时两种不同的病理变化。患者中气足，入里时多伤津化热，成为胃肠实热证，胃属阳明，故称"实则阳明"；患者中气虚弱，入里的邪气不能化热，寒伤阳气，以致脾阳失运，成为脾胃虚寒证，脾属太阴，故称"虚则太阴"。

阳结　即"热结"。指邪热入胃，大便燥结的阳明腑实证。

阳虚阴盛　阳虚，指肾阳虚；阴盛，指阴寒内盛。由于肾阳虚，不能温养脏腑，以致脏腑功能低下，出现阴寒的病状。

阴盛阳衰　因阳虚而致寒盛，因阴寒内盛而致阳气衰弱，两者常互为因果。临床上阴盛阳衰多因水湿伤阳或过服寒凉药物所引起。

阳虚水肿　是指慢性水肿的病理而言。脾主运化水湿，肾主水液排泄，如脾肾阳虚，水液运化与排泄功能减弱，则水湿泛滥，溢于肌肤，形成水肿。

阳盛　阳热亢盛之意，一般指邪热盛，而人体机能亦较亢盛。

阴盛　阴寒过盛之意，一般表现为机能衰退。

阳盛阴伤　指热病伤阴，凡阳热过盛的病症，阴津必受耗伤。

阴虚阳亢　阴虚指精血或津液的亏虚，阴气亏损，阳气失去制约，就会产生亢盛的病理变化，出现病理性功能亢进，称为"阳亢"。

阴虚阳浮　指真阴不足、津血亏损，不能潜纳阳气而致阳气浮越于上的病理变化。

阴虚火旺　指阴精亏损而致虚火亢盛的病理变化。

阳盛格阴　指热极似寒的一种病理变化，病的本质属热，因热极邪气深伏于里，阳气被遏，不能外透。表现为四肢厥冷、脉象沉伏等假寒的症状。但伴有心胸烦热、腹部扪之灼热、身大寒而反不欲近衣等，都是阳热盛的证候。

阴盛格阳　指体内阴寒过盛，把阳气格拒于外，出现内真寒而外假热的证候，或简称"格阳"。临床常见某些寒证，因寒到了极点，阴盛于内，反而肌表出现浮热（稍按则不热）、口渴、手足躁动不安、脉洪大等假热症状。但患者反而喜盖衣被；口虽渴而喝汤水不多，或索水而又不想喝；手足躁动，但神态安静；脉虽洪大，但按之无力。

阳盛则热 指阳气偏胜，机能亢盛时，就会产生热性的病变，亦即"阳盛则外热"。

阴盛则寒 指阴气偏胜，机能减退时，就会产生寒性的病变，亦即"阴盛则内寒"。

阴虚发热 指体内阴液损耗过度所导致阳气相对偏亢出现的内热。

阳虚发热 指人体生理机能低下，特别是脾胃虚弱，阳气外越，属内伤发热的一种病理变化。

阳虚则外寒 阳虚，指气虚或命火不足，脏腑功能减弱，尤以脾肾阳虚不能运化精微、吸收营养，以温养脏腑，因而热能不足，卫气不固，发生外寒的病症。临床表现为面色苍白、畏寒、肢冷、容易感冒。

两阳相熏灼 指阳热的病症误用艾灸或火熏迫汗的方法，火邪与阳热两种阳邪互相熏蒸燔灼，会导致火毒内攻，伤津劫液，反使病情加重。

阴竭阳脱 指疾病到了严重阶段，阴阳不能互相维系的病理现象，即"阴阳离决"。临床上急症如大出血、大吐大泻、高热等出现严重"亡阴"症状时，即表示阴气衰竭，阳气随时有外脱的危险。

阴阳两虚 即阴阳俱虚。多是疾病发展到严重阶段，阴损及阳，或阳损及阴，而出现阴虚与阳虚的证候同时并见的病理现象。

结阴 指邪气结于阴经。

结阳 是四肢浮肿的病理之一。四肢为诸阳之本，四肢的阳气凝结，不得宣通，则水液停滞不行，故出现浮肿。

虚阳上浮 由于肾阳衰微，阴盛于下，致微弱的阳气浮越于上，故又称孤阳上越，或虚阳不敛。

营卫不和 卫是指防卫于体表的阳气，营是汗液的物质基础。营卫不和，一般是指表证自汗的病理。

表气不固 皮肤腠理疏松，外邪容易侵入，易得感冒。发病时，表现为自汗、怕风等症状。

营气不从 指血脉里面的营气运行阻碍，出现痈肿的病理。

下厥上冒 通常是泛指气从下逆而上冒于头部，出现头目昏花的证候。

上厥下竭 指由于下部的真阴、真阳衰竭而出现昏厥、神志不清等症状。

上损及下 指虚损病由上部发展到下部的病变。如首先出现肺脉虚损的证候，久而伤及肾脏，肾脏也虚，称为"上损及下"。

下损及上 指虚损病由下部发展到上部的病变。如首先出现肾脏虚损的证候，久延不愈，导致肺脏虚损，称为"下损及上"。

下陷 一般是指气虚下陷。

内陷 指邪气内陷。邪气亢盛，正气虚弱不能拒邪，则邪气内陷，病情就会加重。

升降失常 指胃气不降，脾阳不升，脾胃功能失调的病理现象。表现为腹胀、嗳气、厌食、泄泻等证候。

清阳不升，浊阴不降 指升清降浊机能障碍。当脾胃阳气不足，运化功能减弱，不能腐热水谷、化生精微，反而聚湿生痰、阻滞中焦，就会形成清阳不升、浊阴不降的病理变化。常见头重眩晕、胸闷腹胀、食少、倦怠、大便溏泻、舌苔白腻、脉濡滑等。

温邪上受 大多数外感发热病的发病规律，多从上焦肺经卫分开始。

逆传心包 指病邪较重，发病开始就严重，变化迅速，不按次序传变，由卫分（肺）突然陷入营分（心包），出现神昏谵语等中枢神经症状，称为"逆传心包"。

卫气同病 指表邪入里化热，气分的热势已盛而表邪仍未消除的病机。主要症状有壮热、口渴、心烦、汗出，伴有恶风寒、身痛等。

热盛气分 指气分的热势炽盛，主要病状有壮热、面赤、心烦、大汗、大渴、舌苔黄干、脉洪大等。

卫营同病 即"营分证"而兼有恶寒、头痛身痛、咳嗽等卫分症状的病机。

气营两燔（fán） 指气分和营分邪热炽盛的病机。病见壮热、烦渴、神志昏迷、斑疹隐约可见、舌红苔黄燥等。

气血两燔 气分和营分邪热炽盛的病机，如斑疹较多，或有吐血、衄血、便血、抽搐等血分症状的，称为"气血两燔"。

炅（jiǒng）则气泄（热则气泄） 炅即热，指热则腠理毛窍松开，使皮肤散热增加，阳气外泄而多汗。

热胜则肿 指阳热偏胜出现肿痛的病理，热属阳邪，能使阳气内郁，血脉壅滞，故火热太过，局部充血，可发生红肿。

热盛风动 又称"热极生风"。病机多由热邪太甚，伤及营血，燔灼肝经而致。

风火相扇 形容急性热病极期，因高热而同时出现神昏、狂躁、惊厥、抽搐的病理现象。

热深厥深 温热病如高热持续不退，突然出现手足逆冷，昏迷不知人事，这是由于正伤热伏，阳气被邪热阻抑，不能向四肢透达的缘故，称为"热厥"。热邪越深伏，则手足厥冷的程度越厉害，称为"热深厥深"。

湿热内蕴 指湿热蕴酿于中焦脾胃和肝胆而言，临床表现为热势缠绵，下午热高，身重，神疲，懒言，神志昏沉，胸脘痞闷，恶心，纳呆，腹胀，便溏，或发黄疸，小便不利或黄赤，舌苔黄腻。

热入血室 指妇女在月经期间感受外邪，邪热与血互相搏结所出现的病证。临床表现为下腹部或胸胁下硬满，寒热往来无定时，晚间或说乱话，神志异常等。

热伏冲任 指热邪伏于冲脉和任脉。热伏冲任二脉，可使阴精暗耗、肾阴亏损，或迫血妄行。临床表现为低热、腰酸痛、下腹疼痛、子宫出血等。

热结下焦 热邪结于下焦，可使大小肠、膀胱等脏器功能障碍，出现下腹胀痛、大便秘结、小便涩痛不通，甚则尿血等。

热伤筋脉 指因高热或久热，灼伤营阴，使筋脉失其濡养，出现四肢拘挛、瘫痪等。

热郁 六郁之一。指热邪郁于内不能透泄之意，故又称"热遏"。

伏热在里 指体内先有热邪内伏，或其他邪气郁而化热，涉及肠胃热积等，发病时即见咽干、口臭、舌红苔黄干、腹胀压痛、大便秘结或臭秘、小便黄短等内热症状。

瘀热 指热与痰湿互结，郁积于里的热证；或指体内滞留的瘀血，郁而化热。

瘀热在里 ①指水湿内停，热受湿困，瘀积在里，湿热郁蒸，久则发为黄疸；②指体内有瘀血停留，在一定条件下引起发热。

血分瘀热 ①指郁结在血分的热；②瘀血滞留而引起的发热。

热入血分 指邪热侵入血分的病机。常见夜间发热较高，神志昏沉，躁扰不安，甚则出现抽搐。

血分热毒 温病热入血分，出现高热、神志昏乱、皮肤斑疹，或吐血、衄血、便血、舌色深绛、脉细数等。

久热伤阴 指邪热稽留不退，灼烁津液，以致阴津耗损的病理。

少阴热化 肾属少阴经。因肾阴受伤，以致心火偏盛，出现夜热、心烦不得卧、舌红绛、脉细数，或邪热内郁少阴经络而见咽痛的，称为少阴热化证。

阴火 指肝肾的虚火。

虚火上炎 指由于肾阴亏损，水不制火，而见虚火上升，主要表现为咽干、咽痛、头昏目眩、心烦不眠、耳鸣健忘、手足心热、舌质嫩红、脉细数，或目赤、口舌生疮等症状。

壮火食气 病理上亢盛的火能使物质的消耗增加，以致伤阴耗气，称为"壮火食气"。

寒极生热 ①指自然气候变化，如冬季寒冷之极，将会转到春夏的温、热；②指病理变化，如寒性的病证，当病情发展到寒极的阶段，就会因虚阳外浮而出现假热的现象。

热极生寒 ①指自然气候变化，如夏季炎热之极，将会转到秋冬的寒凉；②指病理变化，如热性的病证，当病情发展到热极的阶段，就会因热邪内伏而出现假寒的现象。

化热 指外感表证传里的一种病理变化。

化火 指热证发展过程的一种病理现象。表现为病理性的各种机能亢进。

化燥　指外邪消耗津液的一种病理变化，出现口干、咽燥、唇焦、口渴、便秘、尿赤、干咳、咯血等体液耗损的症状。

燥结　指病邪化热后，邪热结于胃肠，胃肠津液受伤的病理。主要症状有身热或午后潮热、腹胀痛、便闭、尿赤、舌红苔黄干燥、脉数等。

化风　指热病过程或阴血耗损所出现的一种病理变化。风，指肝风，是一种眩晕、抽搐、震颤的神经症状。

虚风内动　病变过程中，由于津液亏损、液少血枯、失血、血不养筋，或肝肾不足、阴不潜阳而肝阳上亢等，均可引动肝风，出现眩晕、缓弱的抽搐、震颤等症状，称为"虚风内动"。

湿阻气分　指气分受湿邪阻滞的病理。主要表现为头重如裹、身重体酸、骨节疼痛、胸闷纳呆、腹满泄泻、苔滑腻、脉濡缓等。

风湿相搏　指风邪与湿邪侵入人体肌表筋骨后，互相搏击所出现的病变。如风湿留于肌表，则身体疼痛不能转侧；风湿滞留关节，则四肢关节有牵引性疼痛，不能活动自如。

湿郁热伏　指湿阻于里，邪热不易外透的病证。主要表现为身热不扬、午后热高、汗出而热不退、胸闷腹胀、厌食、头部重痛、苔白腻、脉濡数等。

湿热下注（下焦湿热）　指湿热注于下焦，临床表现为湿热痢疾、湿热泄泻、淋浊、癃闭、阴痒、带下等。

水逆　指胃有停水，水气不化，渴欲饮水，水入即吐的病变。

寒化　指病邪传入阴经，或热证后期因阳气虚弱而出现的病理变化。主要表现有神倦、肢冷、畏寒、腹满、泄泻、小便清长、舌淡苔白滑、脉微弱等。

寒伤形，热伤气　指外感寒邪多伤及外部的形体；外感热邪，最易损耗人体的阳气。

寒包火　指人体平素内有积热，再受寒冷，寒包于外，热郁于内的病理变化。

寒热错杂　指寒证和热证交错在一起同时出现。如"上热下寒""上寒下热""表热里寒""表寒里热"等。

里寒格热 又称"阴盛格阳"。是指体内阴阳失调，出现下寒格拒上热的证候。如虚寒久痢，误用寒凉，出现食入即吐的症状等。

寒凝气滞 寒是阴邪，其性质是凝滞而收缩，易伤阳气，人体的血气是喜温而畏寒，寒则气的流通受阻，血脉凝滞，而产生痉挛疼痛的症状。

寒从中生 指内寒、阳气虚衰、脏腑功能不足所产生的阴寒证候。表现为肢节痹痛、筋脉挛急、面色苍白、恶寒肢冷等。

痼冷（内有久寒） 痼，久病之意。指寒气久伏于身体某一经络、脏腑，形成局部的寒证，经久不愈，而见脐腹冷痛，呕吐清涎，骨节拘急而痛，四肢不温等。

寒则气收 收，收引。寒气伤人肌肤，则毛窍紧闭，阳气收敛，汗不得出；寒伤筋脉，则筋脉收引，拘急痉挛，出现疼痛。

寒胜则浮 寒气偏胜则阳气不足，寒凝气滞，气血运行不畅，水湿停留故产生浮肿。如慢性肾炎，多是寒气偏胜、脾肾阳虚的表现。

风胜则动 指风气偏胜出现动摇的病理。风的特点是流动迅速，容易激荡，变化很快，如眩晕动摇、抽搐、震颤、挛急等，都是风气太过的表现。

燥胜则干 燥气太过，就会耗伤津液，出现口唇鼻咽干燥、皮肤燥裂、干咳、大便干结等伤津症状。

濡泻 指肠鸣腹泻，泻出稀便而腹不痛的症状。

湿胜则濡泻 脾喜燥而恶湿，湿气偏胜，则脾阳不振，运化水液的功能障碍，就会出现"濡泻"。

湿胜阳微 湿属阴邪，如果湿邪过盛，就会伤害阳气，以致阳气衰微，产生"寒湿"症状，多见于慢性水肿一类疾患。

气化不利 小便的排泄有赖于肾与膀胱的气化作用，假如湿热下注或命门火衰，都会影响肾及膀胱的气化功能而出现排尿困难，点滴而出，甚至闭塞不通，形成水肿。

水不化气 指水液代谢功能障碍导致气机不畅，引起小便不利、水肿的病理。

气血失调 指气与血二者关系失去协调的病理状态。在生理情况下，气血是相依相附的，气以生血，血以养气，气为血帅，血为气母。病理状态下，气病可以影响血病，血病也可以影响气病。如气滞可致血滞，血滞也可致气滞，出现疼痛、瘀血等症；气逆可致血逆上溢而见吐血、咯血、衄血等症；气虚不能摄血，可致血不循经而见便血、崩漏、皮下出血等。临床上凡是久痛、厥逆、月经不调、慢性出血等病症，多与气血失调有关。

气有余便是火　气是指阳气；有余，是偏盛的意思。是指阳气偏盛便能导致各种"火证"。

气虚　指"气少""元气虚弱"。多由于脏腑虚损、重病久病损耗元气所致。

气怯　怯，虚弱或惊慌之意。指胆气不足，心慌易惊，或中气虚弱出现短气、倦怠、言语无力等症。

气滞　指体内气的运行不畅，于某一部位产生阻滞的病理。临床表现主要是局部出现胀满或疼痛的症状。

气郁　即气机郁结，多与情志刺激、气血失调有关，临床多指肝气郁结而言。常见胸闷胁痛、急躁易怒、食欲不振、月经不调、脉沉涩等。

气逆　指气上逆而不顺的病理。气顺则平，气逆则病。如肺胃之气以降为顺，肺气逆则见喘促、咳嗽；胃气逆则见呕吐、呃逆；肝气虽主升发，但郁怒伤肝，升发太过，也可见气火上逆，出现头痛眩晕、昏倒、吐血等症。

气机不利　广义指脏腑机能活动障碍；狭义指三焦升降机能障碍，出现胸膈痞塞不通症状。

血虚　由于失血过多（或慢性出血）、脏腑虚损、化生精血机能减退或障碍等原因，均可造成血虚，出现贫血症状。

气随血脱　指出血过多导致阳气虚脱的病理状态。气和血是相生相成，互相依附的。出血过多使气失依附，而出现面色苍白、四肢厥冷、大汗淋漓、六脉微细等气虚欲脱症状。相当于出血性休克，治疗应根据血脱先益气的原则，急宜补气以固脱。

血随气陷　因血随气行，气陷则血郁于下，或血从下溢。常见于功能性子宫出血的患者，出血量多，或连续不断，面色苍白，精神疲乏，舌淡苔少，脉虚数或沉细无力等。

血不归经 即血不循经，是指血液不循经脉运行而溢出于外，如崩漏、吐血、衄血、便血、尿血等。

脱气 脱，耗损之意。泛指正气耗散或虚脱的证候。

气虚则寒 是指阳气不足，不能温养脏腑，脏腑的活动功能也相应减弱，代谢机能低下，故出现阴寒的证候。如恶寒、肢冷、神倦、口淡无味、舌质淡白、脉沉迟细弱等。

气虚中满 脾主中焦运化，如脾胃气虚，则失于健运，易致腹部胀满。主要症状为食欲不振、腹胀满时轻时重、按之不痛或喜温喜按、面白唇淡、舌苔白滑、脉象弦弱等。

喜则气缓 是指喜能使人精神兴奋，心情舒畅，气机通利。但过喜时反使人精神涣散，心气弛缓，出现心悸、失眠，甚至神志失常等症状。

怒则气上 气，这里主要指肝气。肝气喜畅达而恶抑郁。在正常情况下，肝气既不能抑郁，但又不宜过亢。肝又是藏血的器官，如果精神受过度刺激，可使肝气过于升发而上逆，出现胸胁胀满、目赤、头痛、脉弦等，若肝血失藏，血随气升，则出现吐血症状。

思则气结 气结，指脾气郁结。忧思过度，可使脾气郁结，运化失常，出现胸脘痞满、食欲不振、腹胀便溏等症状。

悲则气消 气消，肺气消耗之意。过度悲哀，可使上焦郁而化热，消耗肺气。

惊则气乱 气乱，指气机紊乱。大惊则气机紊乱，气血失其调和，出现心神不安，甚则精神错乱等症状。

恐则气下 气下，指精气下陷。恐惧过度则耗伤肾气，使精气下陷而不能上升，出现大小便失禁、遗精、滑泄等症状。

劳则气耗 指疲劳过度、气喘、出汗过多，会使气耗散而倦怠无力。

冲任损伤 冲为血海，任主胞胎，冲任损伤在临床表现上多为月经不调、下腹疼痛、腰酸痛及不孕等。

阴络伤则血内溢 阴络，指下部、属里的络脉；血内溢，指大便下血。临床上由于某种原因引起大便出血，多认为是损伤阴络所致。

阳络伤则血外溢　阳络，指上部、属表的络脉；血外溢，多指咯血、鼻出血等。临床上由于某种原因引起头面部出血，多认为是阳络损伤所致。

七损八益　七为阳数，八为阴数。损即消，益即长；阳不宜消，阴不宜长，反之则病。故能知七损八益，知其消长之机，则阳气旺盛不受阴邪侵袭，阴阳可以调和。

心虚　泛指心脏的气血不足。主要症状有心悸怔忡、短气、健忘、易惊、心中苦闷不乐、睡卧不安、面色不华，或自汗、盗汗等。

心气虚　又称"心气不足"。主要症状见心悸、胸闷不舒、自汗、脉弱或结代。多见于某些虚弱病人，以及贫血、心律不齐、神经衰弱者等。

心气不收　指心气虚弱不能收敛。心有藏精神、主汗液的功能。如心气虚弱不能收敛，则出现心神浮越、精神散乱、健忘易惊、心悸怔忡、自汗多汗或动则汗出等症状。

心气不宁　指心气出现不安宁的病理。临床表现有两方面：①心悸、怔忡。②心神不安，可伴有心烦不寐、脉搏不整等兼症。病因多为心血不足，心失所养。

心阴虚　即"心阴不足"。主要症状有心烦、怔忡、失眠、低热、盗汗、颧红、口干、脉细数等。

心血虚　即"心血不足"。主要症状有头晕、面色苍白、心悸、心烦、失眠、多梦、健忘、脉细弱等。

心阳虚　即"心阳不振"，是心气虚的重症。除了心气虚的症状外，还有四肢厥冷、大汗出、心悸加重，甚至昏迷不醒、脉微欲绝。

心营过耗　指心阴耗损太过。热性病久热伤阴，或虚损病阴虚火旺，均会大量消耗血液中营养物质，症见消瘦、夜热、心烦、易汗、舌绛、脉细数等。

心虚胆怯　指心中空虚，容易恐惧的一种证候。多因心血不足、心气衰弱所致。

心气盛（心阳盛）　主要是指精神方面的病理变化。心气盛则心火炽，表现为精神过度兴奋、心烦失眠、梦中发笑等，甚则可出现烦躁、发狂等症。

心热　指心火亢盛所引起的病变。主要症状有面赤、心中烦热、睡眠不宁、小便赤，或谵语如狂，或吐血、衄血等。

心火上炎　指心经虚火上升的病证。症见口舌生疮、糜烂、心烦失眠、舌尖红等。

心火内炽　又称"心火内焚"。心属火，由于心经本脏的火过盛而出现的病变，主要症状有心烦失眠、怔忡不安，甚则狂躁谵语、喜笑不休等。

下汲（jí）肾阴　汲，吸引之意。指心火过亢，吸引命火妄动，以致耗损肾阴，性机能亢奋，出现遗精、早泄、虚烦失眠等。

心肾不交　正常情况下，心与肾相互协调，相互制约，彼此交通，保持动态平衡。如肾阴不足或心火扰动，两者失去协调，称为"心肾不交"。症见心烦、失眠、多梦、怔忡、心悸、遗精等。

热入心包　温邪化热入里，出现高热、神昏、谵语或昏沉不语等症状，称为"热入心包"。

邪恋心包　恋，是留恋不去，即病邪仍留恋于心包。邪恋心包多有夹痰现象，如昏迷、惊厥持续多天未清醒。

热伤神明　热性病因高热而出现神昏谵语、意识障碍等症状时，一般称为"热伤神明"。

痰火扰心　指痰火上扰心神，引起神志错乱的病变。如神志失常，言语错乱，甚至狂躁妄动，舌尖红苔黄腻，脉滑数。

痰迷心窍　又称"痰阻心窍"。主要症状有意识模糊，喉有痰声，胸闷，甚则昏迷不醒，苔白腻，脉滑。

水气凌心　由于脾肾阳虚，气化障碍，水液停留体内，不能正常排泄，产生痰饮、水肿等水气病时，当水气上逆，停聚胸膈阻碍心阳，出现心悸、气促等症状。

心脾两虚　即心脾两脏俱虚。主要症状有心悸、健忘、失眠、多梦、食欲减退、腹胀、便溏、倦怠、面黄、苔白、脉细。

心移热于小肠　心与小肠相表里，心火旺盛，会出现心烦、口舌生疮等症状，若进而影响小肠分别清浊的功能时，即见小便短赤或刺痛、尿血等症状，称为"心移热于小肠"。

小肠虚寒　指寒邪伤于小肠或小肠功能低下的病变，临床表现多见脾虚证候，如小腹时常隐痛，痛时喜按，肠鸣泄泻，小便频数不利，舌淡苔白，脉缓弱等。

小肠实热　指邪热蕴于小肠的病变。主要症状有心烦、耳鸣、咽痛、口疮、小便赤涩、排尿刺痛或尿血、腹胀、苔黄、脉滑数。

肝虚　指肝的气血不足。临床表现有视物不明、听觉减退、容易恐惧等。

肝气虚　又称"肝气不足"。指肝本脏的精气虚损，常兼见肝血不足。主要症状为面色少华、唇淡乏力、耳鸣失聪、容易恐惧等。

肝阴虚（肝阴不足）　多为血不养肝所致。主要症状有眩晕、头痛、视物不清、眼干、夜盲、经闭、经少等。

肝血虚（肝血不足）　主要症状有面色萎黄、视力减退、虚烦失眠、妇女则月经不调、脉弦细等。

肝气不和　指肝脏的气机不和，疏泄太过而引起的病变。主要症状有急躁易怒，胸胁胀满，甚则作痛，小腹胀痛，妇女则乳房胀痛、月经不调等；若肝气太过，可影响脾胃，出现呕恶、泄泻等消化不良症状。

肝气逆　肝气过于郁结，则上逆或横逆。上逆则眩晕头痛、胸胁苦闷、面赤耳聋，甚则呕血；横逆则腹胀、腹痛、嗳气吞酸。

肝实　泛指肝的实证而言，包括肝寒、肝热、肝火、肝气等的实证。主要特点为性情急躁易怒，两胁下疼痛牵引少腹。

肝热　指肝有热邪或气郁化热引起的病变。主要症状有烦闷、口苦、口干、手足发热、小便黄赤等，严重的可见狂躁、不得安卧等症状。

肝火　由于肝的机能亢盛而出现热象或冲逆症状的，统称"肝火"。常表现为头痛眩晕、眼红、眼痛、面赤、口苦、急躁易怒、舌边尖红、苔黄、脉弦数有力等；严重的可出现发狂，或呕血、咯血、衄血等。

肝寒　指肝脏阳气不足，机能衰退而出现寒性症状。临床表现有忧虑胆怯、倦怠不耐劳、四肢不温、脉沉细而迟等。

肝阳上亢　由于肾阴不能滋养于肝，或肝阴不足，阴不维阳，则肝阳偏旺而上亢。主要症状有头眩、头痛、面赤、眼花、耳鸣、口苦、舌红、脉弦滑或弦细等。

肝阳化火　是肝阳上亢的进一步发展。阳亢则热，热极则生火。

肝火上炎　表现为头痛眩晕、耳聋耳鸣、眼红痛、烦躁易怒、睡不安、呕吐、吐血、衄血、苔黄、脉弦等。

肝郁　是"肝气郁""肝气郁结"的简称。肝有疏泄的功能，喜升发舒畅，如因情志不舒、恼怒伤肝，或因其他原因影响气机升发和疏泄，就会引起肝郁的病证。

肝郁脾虚　由于肝气郁结，疏泄功能障碍，导致脾胃消化功能紊乱，出现胁痛、厌食、腹胀、大便溏泄、四肢倦怠等脾虚症状。

肝风内动　病变过程中出现动摇、眩晕、抽搐等症状，称为"肝风"，它属于病理变化的表现，为区别于外感风邪，故称"肝风内动"。

风气内动　疾病发展过程中，由于脏腑功能失调，气血逆乱，出现动摇、眩晕、抽搐等症状，称为"风气内动"。临床表现有头目眩晕，四肢抽搐、强直，猝然昏倒，口眼㖞斜，两目上视等。

寒滞肝脉　指寒邪凝滞于肝脉的病变。肝的经脉络于外阴部，经过小腹，分布两胁。如寒邪凝滞于肝的经脉，可使该经脉挛急，出现下腹胀痛，牵引睾丸坠痛，并见肢冷畏寒，舌苔白滑，脉沉弦或迟等。

肝肾亏损　肝和肾在生理上是互相资生、密切联系的。肾阴不足必然导致肝阴不足；肝阴不足，也会使肾阴亏损。故临床上肝肾阴虚的症状常同时出现，如眩晕头胀、视物不明、耳鸣、五心烦热、遗精、失眠、腰膝酸痛、舌红少津、脉弦细数或细而无力等。

肝胆湿热　指湿热之邪蕴蒸于肝胆的病变。主要症状有寒热口苦、胁痛、腹痛、恶心呕吐、腹胀厌食、皮肤巩膜发黄、小便黄赤、舌苔黄腻、脉弦数等。

胆虚气怯　症见虚烦不眠，心慌心跳，容易惊恐，多疑虑，常叹息。

胆实　指胆气不畅出现的实证。主要症状有胸脘满闷，胁下胀痛，口苦而干，头额两侧及目锐眦疼痛等。

胆热　指胆的热证。胆属少阳经脉，与肝互相表里，故胆的热证、实证常与肝有联系。临床表现如胸胁烦闷、口苦、咽干、呕吐苦水、头晕眼花、耳聋、往来寒热、黄疸，或鼻流浊涕等。

脾虚　泛指脾气虚弱或脾阳不足。临床表现有食不消化、腹满、肠鸣、泄泻等。

脾气虚　指脾气虚弱，运化无力。临床表现有乏力、食欲不振或食后易胀，伴有眩晕、倦怠、面色萎黄等气虚症状。

脾阳虚　即脾胃虚寒。主要症状有胃脘冷痛、腹胀满、呃逆、呕吐、食少、便溏或久泻久痢、倦怠、尿少、浮肿、消瘦、舌淡苔白、脉虚缓。

脾阴虚（脾胃阴虚）　指脾胃的阴液不足而影响受纳运化。主要症状有唇燥口干、喜饮、口淡无味、饮食减少、大便干结、舌红苔少或舌面光滑等。

脾热　指脾受热邪或过食燥热食物所引起的热证。主要症状有唇红、咽干、心烦、腹胀满或疼痛、大便秘结、小便黄短等。

脾失健运　指脾运化功能失常的病理。脾主运化水谷精微和水湿，如脾阳虚则失去正常功能，可出现腹胀纳呆、肠鸣、泄泻等消化不良症状，久则面黄肌瘦，四肢无力；或因水湿困阻，成痰成饮，四肢浮肿，都是脾虚不能正常运化所致。

脾虚湿困　脾主运化水湿，为胃行其津液，脾虚则运化功能低下，引起水湿停滞；水湿的停滞，又反过来妨碍脾的运化。主要症状有饮食减少，胃脘满闷，大便泄泻，甚或恶心欲吐，口不渴或渴喜热饮，肢体困倦，甚或浮肿，舌苔厚腻，脉缓等。

湿阻中焦　即湿邪阻于脾胃。

中阳不振　指中焦脾胃阳气虚弱，消化机能不振。主要症状有食少不化、呕吐、泄泻、四肢清冷、面色萎黄、唇淡等。

中气不足　中气指中焦脾胃之气，中气不足即脾胃虚弱。因脾胃虚弱而引起功能衰退，运化无力，不能上输精气。表现为食欲不振，食后易胀，面色淡白，眩晕倦怠，气虚乏力，胃痛喜按，大便稀烂等。

中气下陷（气虚下陷）　又称"脾气下陷"，是中气不足的进一步发展。主要症状有面色淡白，眩晕易汗，短气，倦怠，食少，便溏，腹部重坠，便意频数，小便淋沥等。

脾气不舒　指脾胃的消化机能障碍。有因于肝失疏泄，有因于湿困脾阳，有因于食伤脾胃、脾气壅滞。主要症状有脘腹胀闷，食不消化，厌食等。

脾气不升　指脾气不能把水谷精微之气上输心肺。脾主升清，故脾气上升则健运。脾气不升，有因于脾阳虚，中气不足；有因于湿浊食滞阻碍。中气不足，以健脾益气为主；湿浊食滞，以燥湿消导为主。

脾胃湿热　症状有身目俱黄，腹胀脘痞，饮食减少，恶心，倦怠，尿少而黄，苔黄腻，脉濡数。

脾不统血　脾具有统摄血液的功能，使血液循经运行，若脾阳虚弱，不能摄血，则血不循经。临床上多种慢性出血的病症，如月经过多、崩漏、便血、衄血、皮下出血等。若见舌淡，脉细以及脾虚症状的，常用"补脾摄血""引血归脾"的方法治疗。

脾虚肺弱（脾肺两虚）　脾主运化，摄取营养，把精气上输于肺以养全身。如脾虚则精气不足，以致肺气也虚，出现面色苍白、手足不温、食少、便溏、短气、咳嗽、痰多、肌肉瘦削、舌淡苔白、脉细弱等。

胃气虚　指胃的受纳和消化水谷功能虚弱。主要症状有胸脘痞闷，不思饮食，或食不消化，甚则食入反吐，大便稀烂，唇舌淡白等。

胃阴虚（胃阴不足）　胃火炽盛，脾胃湿热，或热性病热盛伤津，均可损耗胃的阴液，引起胃阴虚。主要症状有唇燥口干，喜饮，饮食减少，大便干结，小便短少，甚则干呕呃逆，舌中心绛干，脉细数等。

胃气不降（胃失和降）　胃气以通降为顺，如因饮食所伤、胃火冲逆或痰湿阻滞等原因，均可导致胃失和降。主要症状有不思饮食，胃部胀满，嗳气，呃逆，或胃脘疼痛，呕吐等。

胃寒　指胃阳虚，胃有寒气。主要症状有呕吐清水或冷涎，口淡喜热饮，舌苔白润等。

胃热（胃中热）　指胃受了邪热，或过食煎炒燥热的食物，出现口渴，口臭，易饥，小便短赤，大便秘结。

胃火炽盛　主要症状有烦渴喜冷饮、口臭、口唇溃烂、牙周肿痛、脘腹灼热、小便黄短、大便秘结、舌红苔黄厚等。

胃热杀谷　杀谷，是谷食易消的意思。胃的功能主腐熟水谷，胃中热则腐熟作用过盛，食下不久即感饥饿，称为胃热杀谷。

胃火上升　指胃热化火，出现口腔炎症的病理。如口臭，牙龈肿痛，甚或牙龈出血等。

胃气不和　指胃阴不足，邪热扰胃；或食滞胃中，影响胃气的降纳，出现厌食、泛恶、不寐、大便失调等症状。

食滞胃脘　指饮食不节，滞留胃脘，不能消化，出现上腹胀痛、嗳腐、呕吐、厌食、舌苔厚腻、脉滑等症状。

肺虚　泛指肺气不足或肺阴虚。临床表现有少气、呼吸浅短、耳聋、咽干等。

肺气虚　指肺气虚弱。主要症状有面色淡白、短气、声音低弱、畏风、自汗等。

肺阴虚　指肺阴亏虚而出现燥火病变。主要症状有干咳少痰、潮热盗汗、两颧潮红、手足心热、咽燥音哑、舌质红干、脉细数等。

肺实　即肺经邪实。可因风寒、痰热、痰湿、痰火等多种病因而致。临床表现随病因不同而异，如喘咳息粗、胸满胀痛、痰涎壅盛、咳痰稠黄或带血、突然失音等。

温邪犯肺　指温热之邪侵犯肺经，出现肺部证候，如咳嗽、发热口渴，或见咽喉焮红疼痛、舌边尖红、脉浮数等。

肺气不宣　不宣，是不能宣通的意思。肺司呼吸而开窍于鼻，外合皮毛。在正常情况下，这些功能正常，表示肺气宣畅。如因外邪侵攻，皮毛闭寒，肺气不能宣通，可出现恶寒发热、鼻塞流涕、咳嗽等。

肺气不利　肺主一身之气而通调水道，若由于某种原因引起肺气不利，除出现咳嗽等上呼吸道症状外，还可影响水液的运行和输布，致小便不利而出现浮肿。

肺失清肃　肺是主管呼吸的器官，它的功能以清肃下降为顺。如邪气犯肺（包括外感、内伤等各种病因），其失去清肃下降的功能，则会产生咳嗽、痰多、气喘、胸膈胀闷等气逆症状。

风寒束肺 指风寒外邪侵攻于肺。主要症状有鼻塞，声重，喷嚏，流清涕，咳嗽，咳痰清稀，头痛，恶寒，微热，无汗，或只觉恶寒而无发热，舌苔薄白，脉浮。

肺津不布 指肺不能正常输布津气，出现喘咳等病理情况。肺接受由脾输送的精气，经过肺和心的作用而输布到全身。若肺受热灼则肺阴耗伤，津液输布失常；肺受寒束，则水津不行，停而成饮，均可聚液成痰，发生喘咳等证。

燥气伤肺 燥是六淫之一，秋天气候干燥，容易从口鼻入侵于肺，耗伤肺津，出现干咳无痰，或咳痰带血，咽喉疼痛，胸胁痛等燥气证候。临床上分为温燥和凉燥。

痰阻肺络 指肺脏受邪之后，失去输布津液功能，致聚液成痰，壅阻于肺，出现痰盛气逆，喘咳等症。

痰热阻肺 指痰热壅阻于肺，发生喘咳的病理。主要症状有发热，咳嗽，痰鸣，胸胀满闷，咳黄稠痰或痰中带血，甚则呼吸迫促，胸胁作痛，舌红苔黄腻，脉滑数。

痰湿阻肺 指痰湿壅阻于肺，发生喘咳的病理。肺为贮痰之器，脾为生痰之源，如脾阳虚，运化失职，不但不能把精气上输于肺，反而聚湿成痰，影响于肺。主要症状有咳嗽，痰涎壅盛，痰白稀而容易咳出，胸膈满闷，稍微活动则咳嗽加剧，气喘，舌苔白腻或白滑，脉濡缓等。

热伤肺络 指肺络受火热所伤，引起咳血的病理。临床上分实热和虚热。实热多因外邪郁而化热，热伤肺络，或肝脉实火，上迫于肺所致，咯血量多，发热面赤，舌红苔黄，脉多滑数；虚热多因平素肺肾阴亏，虚火灼肺所致，咯血量少，或仅痰中带血，可兼见低热，午后潮热，两颧潮红，咽喉干燥，舌质嫩红苔少，脉细数等。

肺络损伤 指因久咳或剧咳而损伤肺络，引起咯血。

肺热 热邪犯肺，肺受热灼所出现的肺热证，临床以面颊红赤、咳嗽痰稠、胸痛，甚则喘促、咯血为特征。

肺热叶焦 指肺有郁热，肺脏长期被熏灼而发生痿证。

肺火 指肺热火旺，有虚火、实火两种。临床表现：实火咳剧痰少，咳声有力，或咳痰稠黄，痰中带血，舌红苔黄，脉滑数等；虚火多属久咳阴虚，咳声无力，伴有潮热，盗汗，脉细数等。

肺燥 指燥邪伤肺，或肺阴虚伤津化燥的肺燥证。主要症状有干咳，咯血，鼻咽干燥，或咽喉焮痛，音嘶，口干而渴，舌干苔白等。

阴虚肺燥 指肺燥由于阴虚所致者。肺为娇脏，怕受火灼，如肺肾阴虚，内热虚火灼伤于肺，则肺燥而阴更虚。主要症状有干咳无痰，或痰中带血，咽痛嘶哑，舌嫩红苔少，脉细数等。

水寒射肺 指寒邪和水气犯肺。即平素患痰饮或水肿的病人，外感寒邪，寒邪引动水饮，寒水上逆，以致肺气失宣。主要症状有咳嗽，气喘，痰涎多而稀白，舌苔白腻，脉浮紧，伴有发热、恶寒等。

肺肾气虚 肺司呼吸，为气之标，肾主纳气，为气之根。肺肾气虚则见喘促短气，自汗易汗，形寒肢冷，或咳嗽痰多等症。

金实不鸣 金实指肺气实；不鸣，即音哑。是指肺气实而声音嘶哑的病理。多由于感受外邪而致。

金破不鸣 是肺气损伤而声音嘶哑的病理。本病多属虚证，故又称为"久瘖"。

大肠虚 即大肠气虚，常兼见脾虚证候。主要症状有脱肛、久泻不止、完谷不化、粪便色淡不臭、肠鸣等。

大肠虚寒 是大肠由于虚寒而传导失职的病理，多与脾肾虚寒有关。主要症状有大便稀薄、食少、四肢冷、腰酸、怕冷、苔白、脉沉细等。

大肠寒结 指寒气结于大肠而出现便秘的病变。主要症状有腹部隐痛、大便秘结、口淡、舌白少苔、脉沉弦。

大肠液亏 大肠津液不足所出现的病变，多与阴血不足或热病伤津有关。主要症状有便秘或排便困难，兼见消瘦，皮肤干燥，咽干，舌红苔少，脉细。

大肠热结 指因邪热结于大肠而引起的病变。临床表现有便秘，腹痛拒按，舌黄苔燥，脉沉实有力。

大肠湿热 指湿热蕴酿于大肠的病变。主要症状有大便有脓血，伴腹痛，"里急后重"，尿短赤，苔黄腻，脉滑数。

热迫大肠 指湿热伤及肠胃，以致大肠传导失常，发生腹痛泄泻的病变。主要表现为泻下如注，粪便黄臭，肛门灼热，小便短赤，舌苔黄腻，脉滑数等。

肾虚 是肾脏精气不足的病变。一般症状有精神疲乏，头晕耳鸣，健忘，腰酸，遗精，阳痿等。

肾阴虚（真阴不足） 即"肾水不足"。由于肾精耗损过度所致。临床表现有腰酸疲乏，头晕耳鸣，遗精早泄，口干咽痛，两颧潮红，五心烦热或午后潮热，舌红无苔，脉细数等。

肾阳虚 肾主一身阳气，肾阳衰微，则一身之阳气皆虚，称为肾阳虚，是命火不足所致。主要症状有身寒，怕冷，腰酸，滑精，阳痿，夜尿频多等。

命门火旺 肾的元阳即命门火。如肾阴亏损而致命门火偏旺，表现为性机能亢进，阴茎易举，多梦失眠等。

龙火内燔 即肾火偏亢。肾是阴脏，内藏水火（即真阴、真阳），水火必须保持相对平衡。若肾水亏损太过，则可使肾火偏亢，产生阴虚火旺的病理变化。

相火妄动 多指肝、肾的相火，因失却肾阴滋养而妄动。临床表现：属于肝火上炎的，可见眩晕头痛、视物不明、耳鸣耳聋、急躁易怒、睡眠多梦、面觉烘热等症；属于肾虚火内灼的，可见五心烦热、头目眩晕、腰背胫腿酸痛、性机能亢奋、遗精早泄等症。

热灼肾阴 指热性病后期肾阴被邪热所消耗，出现低热、手足心灼热、口齿干燥、耳聋、舌光绛干瘪、脉细数或虚数等症。

肾气不固 又称"下元不固"。肾主藏精，开窍于"二阴"。若肾气不固，可出现遗精、滑精、早泄或夜尿频多、遗尿、小便失禁等症状。

封藏失职 封藏，封闭贮藏之意。肾有贮藏精气的功能，而主二便。如肾气不固，出现遗精、滑精、早泄、小便失禁、夜尿频多、黎明前泄泻等症，则称为"封藏失职"。

肾虚水泛 指肾阳虚出现水肿的病理。常全身浮肿（尤以腰部以下较甚），按之凹陷，腰痛酸重，畏寒肢冷，舌淡胖，苔白润，脉沉等。

脬（pāo）气不固 指膀胱之气虚弱，不能约束小便而出现小便失禁或遗尿。

膀胱气闭 即膀胱气化的机能障碍。多见小腹胀满，小便困难或尿闭，多属实证。

膀胱虚寒 指膀胱气化不足或受寒邪影响而丧失约束的能力。见遗尿，尿急，尿频而清，淋沥不尽，苔薄润，脉细弱等。

热结膀胱 邪热循经脉与瘀血相搏，结于膀胱，出现下腹部硬满、拘急不舒、发热而不恶寒、神志如狂等症，称为"热结膀胱"。

膀胱湿热 湿热蕴于下焦膀胱的病变。主要症状有尿频、尿急、尿少而痛、尿黄赤或尿血、舌红苔黄、脉数等。

邪留三焦 指热性病过程中，湿热之邪留恋三焦气分，上见咳嗽胸闷，中见腹胀纳呆，下见小便不利。

三焦虚寒 指上、中、下三焦虚寒。上焦指心肺的虚寒；中焦指脾胃的虚寒；下焦指肝肾的虚寒。

三焦实热 指上、中、下三焦实热。上焦指心肺的实热；中焦指脾胃的实热；下焦指肝肾的实热。

疮家 指由于刀剑所伤，失血过多的病人或平素经常有疮、疡、疖、痈的病人。

汗家 指患病后已使用过发汗法或平素多汗的人。

亡血家 指平素患有呕血、衄血、尿血、便血、崩漏和金疮等失血性疾病的病人。

衄家 指平素常易出血的人。

风家 指易伤风感冒的人。

喘家 指喘病时常发作的人。

虚家 指平素体质虚弱的人。

失精家 指平素患有遗精病的人。

淋家 指平素患有小便淋沥不尽，尿意频数而尿量短少，小便时阴茎中作痛的病人。

黄家　指平素患有黄疸且经常发作的病人。

湿家　指平素患有湿病的人。

呕家　指平素经常患有恶心、呕吐的病人。

冒家　指平素常患有头目眩晕的人。

酒客　指平素嗜好喝酒的人。

第五章　诊　法

第一节　四　诊

诊法　诊病的方法。包括四诊和辨证两个环节，两者相互配合，从而做出正确的诊断。

四诊　望诊、闻诊、问诊和切诊等四种诊病方法的合称。

揆（kuí）度奇恒　指诊断中要善于观察一般的规律和特殊的变化，才能正确地判断病情。

从外测内　根据反映于外表的各种症状，推测人体内部发生的病变。

平人　指气血调和的健康人。

先别阴阳　医生临床诊断疾病时，通过四诊首先应当分析疾病的阴阳属性。

望诊　四诊之一。是运用视觉，观察病者的神色、形态、舌象、大小便和其他排泄物等的方法，对小儿还包括诊指纹。

观神色　望诊内容之一。神与色同是脏腑气血盛衰的外露征象。气血旺盛，则色具神采，明润光泽，反之，则神夭色败，枯萎不荣。故观神色是了解正气盛衰的方法之一。

望形态　望诊内容之一。"形"指体形，包括肌肉、骨骼、皮肤等；"态"是动态，包括体位、姿态及活动能力等。从望形态可知病者的体质、发育及营养状况，并有助于了解气血的盛衰、邪正的消长和伤痛的部位等。

察目　望诊内容之一。精气充沛则目有神，视物清晰；精气衰则目无神，视物不清。

审苗窍　望诊内容之一。苗窍，即表露迹象的孔窍。心的苗窍为舌，肺的苗窍为鼻，肝的苗窍为目，脾的苗窍为口唇，肾的苗窍为耳。

得神　即有神气。精神饱满，目光炯炯，言语清晰，面色润泽，气息平顺等，可称为"得神"。

失神　即神情呆滞。可见目睛昏暗，形羸色败，暴泻不止，喘息异常；或周身大肉已脱，或两手循衣摸床，或卒倒而眼闭口开，手松尿遗等，均称为"失神"。

脱神　指神气外脱，是生命垂危的表现。因精气消亡，神便失去了存在的依据。

目下有卧蚕　形容眼睑浮肿，下睑如卧蚕样，多见于肾虚水泛的病人。

大骨枯槁　大骨指支撑躯干和四肢的主要骨骼；枯槁即枯萎、干竭，形容某些慢性消耗性疾病晚期因极度消瘦，而肌肉瘦削，全身骨骼关节显露的情况。

大肉陷下　是指肩、臂、股、胫等处骨节显露，肌肉瘦削如脱之症，多因脾气衰败而致。常见于慢性消耗性疾病后期及恶病质等疾患。

跖跛（zhí bǒ）　指因足底的病变而跛行。

毛折　指毛发枯槁，稀疏折断的情况。多因久病脏腑精气将竭，不能濡润皮毛所致。

色诊　望诊内容之一。是观察颜面肤色的变化以了解病情的方法。诊察时须注意颜色的沉浮、散搏、润泽和上下扩散的方向等。

正色　正常人的色泽，明润含蓄，红黄隐隐，容光焕发，表示气血平和，精气内充，为有胃气、有神之象。

主色　指人终生不改变的基本肤色、面色，由于民族、禀赋、体质不同，每个人的肤色不完全一致，如我国人民属于黄色人种，一般肤色都呈微黄，所以古人微黄为正色，不属病色。

客色　是随气候、环境及当时的生理状态变化而变化，不属病色。

病色　指疾病反映在色泽上的变化，诊断上以面部色泽为主。

善色　病色中不论出现何种颜色，皆以明润含蓄为佳，称为"善色"，一般表示病情较轻或预后较好。

恶色 若颜色显露枯槁不泽，称为"恶色"，一般表示病情较重，预后不良。

色随气华 正常的色泽是五脏精气的外荣，上见于颜面，光泽明润，含蓄不露，这是五脏精气充足的征象。如果病重或久病，脏气已衰，则表现出枯槁而败露的各种病色。说明色泽是随五脏精气的盛衰而相应变化的。

气由脏发 五脏主藏精气，是生命活动的中心，故表露出来的各种机能活动气，都是从五脏发生的。

五色 指青、黄、赤、白、黑的五种颜色。按照五行学说，它们的归类是：青属木属肝，黄属土属脾，赤属火属心，白属金属肺，黑属水属肾。

五色主病 五行学说中的五脏配五色。即青色主肝病，赤色主心病，黄色主脾病，白色主肺病，黑色主肾病，此五者均为一般情况下的病色，合称为五色主病。

五色诊 即根据患者面部出现青、黄、赤、白、黑等色泽的变化而进行诊断辨证的方法。

病色相克 根据脏腑生克关系分析面部色泽变化，判断病情顺逆的一种方法，凡有病的脏腑与面部显现的色泽相克者，均称为病色相克，一般属于逆证。

真脏色 指五脏精气衰败而显露于外的颜色，常见于较严重的内脏疾病。

青如草兹 是肝的真脏色。草兹为初生的青草。

白如枯骨 是肺的真脏色。形容苍白而枯槁不泽的病色。

黄如枳实 是脾的真脏色。形容枯黄失泽的病色。

赤如衃（pēi）血 是心的真脏色。衃血，即凝积的死血。形容紫黑枯槁的病色。

黑如炱（tái） 是肾的真脏色。炱，即灰烬。形容灰黑枯槁的病色。

面色缘缘正赤 形容满脸通红，有别于两颧丽艳的嫩红而言。见于急性热病，热邪炽盛。

面尘　指面色灰暗如蒙上灰尘。有虚实之分。实多因燥邪所伤或伏邪内郁，虚多为久病肝肾阴虚所致。

面垢　乍看时脸上似有污垢，但又不能洗净。见于外感暑邪或内有积滞等病症。

色悴（cuì）　面色憔悴无华，为慢性病容，是气血亏损、胃气将竭的表现。

辨络脉　望诊内容之一。观察浮行于浅表的小血管丛的色泽、充盈度等，并结合皮肤的冷暖，有助于了解脏腑经脉气血的病变。

诊指纹　主要是观察食指掌面表浅小静脉的颜色和充盈度。指纹在一定程度上能反映病变的性质和轻重。

透关射甲　将小儿食指分成三节，食指连掌部的第一指节称为"风关"，第二指节称为"气关"，第三指节称为"命关"。指纹显现在风关的，表示病较轻浅；伸延至气关的，病情较重；伸延至命关，病情更重。"透关射甲"是指指纹透过风、气、命三关，一直到达指甲端，多为病势凶险、病情危重。

八片锦　指小儿指纹的纹形改变及其延伸方向共八种类型的合称。即鱼刺形、悬针形、水字形、乙字形、虫纹形、环形、乱纹、珠形等。

舌诊　望诊内容之一。主要察看"舌苔"和"舌质"两方面的形态、色泽、润燥等变化，作为辨别病变的性质、病邪的浅深和病情的虚实等的依据。

舌质　舌质的望诊包括形状、色泽、动态和润湿度等。观察脏腑的虚实，重点看舌质。

荣枯老嫩　系望舌质的一些基本内容。荣，指舌体明润，说明津液充足。枯，即舌体干涸，说明津液已伤。若舌体瘦薄干枯，多属久病气血亏损。老，指舌体形色坚敛苍老，属实证。嫩，指舌体形色浮胖娇嫩，属虚证。舌体淡红胖嫩为阳虚，舌体瘦薄鲜红属阴虚。

舌红　舌质比正常的淡红色深，主热证。其中深红而有黄苔为实热，鲜嫩红色为虚热，舌嫩红无苔为阴虚火旺。舌鲜红而起芒刺，是营分有热；

红而干说明胃津已伤。舌尖红，可见于心火上炎；舌边红，多属肝胆有热。

舌绛　舌质深红色。多见于温病邪热传入营分。

舌面如镜　舌面无苔，光滑如镜。多见于肝肾真阴亏损的病症。

舌肿　舌体肿胀而疼痛，甚则使喉头梗阻而窒息。多由心经火盛血壅而致。

重舌　舌下静脉瘀血而肿胀，如多生一小舌，或与舌连贯而生，成莲花状，伴有头项痛、发热等，日久可溃烂。可因心脾积热或酒后受风而发。

舌歪　舌偏于一侧，伸出亦歪斜。多因"肝风内动"所致。舌头伸出时，舌尖偏向一侧，或左或右，称为舌歪斜。此症常见于中风。

舌强　即舌体强硬，活动不灵。若兼有肢体瘫痪，口眼㖞斜等症，多属中风。

舌短　又称"舌缩"，即舌体收紧而不能伸张。

舌蹇（jiǎn）　蹇，迟钝之意。指舌体卷缩、转动迟钝或强硬不能言语。

舌卷卵缩　舌卷，舌体卷曲不伸；卵缩，睾丸上缩。皆为足厥阴肝经气绝证候。

木舌　舌肿满口，坚硬不能转动。多因心火过盛，或心脾积热，火热上冲所致。

伸舌　舌常伸出舔唇的症状，多见于脾胃"内燥"，津液不足的病症。

吐弄舌　舌吐出口外，长而弛缓为"吐舌"；舌微伸出，旋即收口或伸出舔唇上下和口角左右，称为"弄舌"。吐弄舌见于热性病，多属心脾实热。小儿先天不足，大脑发育不全也可出现吐弄舌，但舌色淡白，多呈虚象。

舌痿　舌软弱无力，不能自由伸缩转动。多因阴液耗损，筋脉失养所致。新病舌红干而痿，是热灼阴伤；久病舌绛而痿，是阴亏已极；久病舌白而痿，是气血俱虚。

舌颤　即舌头颤动，多因"内风"引起。舌色淡红而蠕蠕颤动，见于血虚生风；若舌色紫红而颤动，多见于"热极生风"。此外，舌挺而颤动，可见于酒精中毒。

舌胖　舌体胖大。一般舌形稍胖而嫩，色淡，舌边有齿痕的，多属脾虚；若舌色深红而肿大满口，是心脾二经有热；若舌肿胖，色青紫而暗，多见于中毒。

齿痕舌　舌的边缘见牙齿的痕迹。多因舌胖，即舌体较正常者稍肥大而受齿缘所压而致，多属脾虚。若舌质淡白而湿润，多为脾虚而寒湿壅盛。

舌胀大　舌体肿胀而增大。赤色而肿大满口，是心脾两经有热，舌赤肿满，甚至妨碍呼吸的，为血络热盛，气血壅滞；也有因食物中毒，而舌肿青紫晦暗；舌色紫暗而肿是酒毒上壅，心火上炎；舌肿而质淡，边有齿印，属脾虚而寒湿壅盛。

舌裂　即舌有裂纹，为伤阴的证候。若舌绛光燥而显裂纹，多属热盛伤阴。若舌色淡，质软而有裂纹，多为久病阴阳俱虚、气血两伤。

舌苔　舌面上的一层苔状物。

润燥腐腻　润，指舌苔润泽，说明津液充足，但若兼有病理上的舌苔，则多属湿邪。燥，即舌苔干燥，不论见于何种舌苔，均属阴津已伤。腐，即舌苔如豆腐渣样。腻，即舌苔黏腻。

白苔　舌苔白色。正常的舌苔也呈白色，但薄白而净，乃由胃气所生。病理上的白苔，主风、寒、湿邪，亦主表证。

黄苔　舌苔黄色，主热证，热邪在里。

老黄苔　舌苔深黄而粗糙。多见于胃肠热结，津液受伤。

灰苔　舌苔灰白，多见于湿浊内困。

黑苔　舌苔灰黑，主里病，病情一般较重。若苔灰黑而滑润，舌质淡白的，是阳虚内寒或寒湿内伏；若苔灰黑而干，舌质红绛的，是热极伤阴。

腐苔　舌苔如豆腐渣堆铺舌面，松而厚，可以拭去。多见于宿食化腐，但患者胃气未伤。

苔润　舌苔湿润。若苔润泽而不腻不厚，为正常舌苔，属津液充足。若苔湿润而厚腻，多属湿病。

苔滑　舌苔湿润而光滑。苔薄白而滑，主内有寒湿。厚白而滑，主湿浊内盛。白滑黏腻，内有痰湿。若苔薄黄而滑，多属湿热，或外邪开始化热入里，而津液末伤。若苔黄厚而滑，属湿热重或痰热盛。

腻苔　一层浑浊而光滑的黏液盖于舌面，不易拭去。多见于湿浊内困，或食积、痰饮内阻。

白霉苔　舌面生白衣或糜点如饭粒。多因胃中热极，津液化腐，蒸腾而上所致。

苔垢　舌苔上混杂似污垢。多见于宿食不化或湿浊内停。

染苔　舌苔被食物或药物所染而改变了原来的苔色。诊察时须加以注意，排除假象。

剥苔　舌苔剥落。若苔长期剥蚀如地图状，多属虫积。若在热性病中，舌苔于一二日内全部消失如剥，变为无苔的光绛舌，或如镜面，多是正不胜邪、肝肾真阴亏损而邪气内陷的重症。

光剥舌　舌原有苔而突然消失，如剥脱样。多属胃阴枯竭、胃气大伤的证候。

舌起芒刺　舌苔隆起如刺状，是热极的证象，苔色多焦黄或黑。热邪越盛，芒刺越多。

舌上起瓣　舌苔隆起成瓣状。瓣多见黑色，亦有黄腻瓣或焦黄瓣，瓣少，病较轻，多则病重。

唇焦　口唇焦干，多属脾胃实热，或见于"秋燥"，或热病伤津的"内燥"证。

唇肿　口唇肿胀。多见于脾胃积热或食物中毒等。

唇裂　口唇干燥皲裂。见于外感燥气或热病伤津等。

唇紫　唇色紫暗或紫红属热，多见于血分热盛或血瘀证。青紫属寒（与紫同义），多见于寒邪壅盛、心血瘀阻、缺氧或急性中毒等。

望齿　望诊内容之一。包括牙齿与牙龈两部分。望齿主要是诊断肾和胃的病变。

齿龈结瓣　齿龈红肿如瓣状，多伴有出血、疼痛或溃烂，口腔有臭秽气味。属热毒内攻，胃火炽盛。

齿燥　牙齿干燥不润，通常以门牙为准。新病而齿燥，伴有垢秽、口臭等，多属于胃火盛，津液大伤。久病齿燥如枯骨样，多属肾阴严重亏耗，病多危重。

痰包 生在舌下的一种病理性包块，表面光滑，质软，外表黄色，内含鸡蛋清样黏液，局部可感麻木疼痛，肿大者可妨碍语言及饮食。

闻诊 是四诊之一。包括听声音和嗅气味两方面，前者凭听觉了解病人的语言、呼吸、咳嗽等声音；后者凭嗅觉分辨病人病体散发的气味及其排泄物的气味来诊断疾病。

嗅气味 闻诊内容之一。检查者凭嗅觉分析病人和病室的气味以及病人的分泌物、排泄物等了解、诊断疾病。

腥臭气 指病者的痰液或白带、粪便或排泄物散发的一些臊而不大臭的特殊气味。

息微 呼吸浅表、气息微弱的症状。

息粗 呼吸深重、气息粗糙的症状。

声如拽锯 呼吸困难而产生拉锯样声音的症状，形容喉中痰鸣。

喉中水鸡声 形容哮喘病的痰鸣声连绵不绝如水鸡声样。

失音 说话时发不出声音的症状，多由风寒或风热火毒等邪犯喉，肾阴虚、肺虚气弱等所致。

嘶嗄（sī shà） 即声音嘶哑的症状。急性嘶嗄者，多因外邪犯肺，所谓金实不鸣，宜宣肺疏解。病久转成慢性嘶嗄者，多因肺脏气阴亏损所致，所谓金破不鸣，宜清金润肺。

语声重浊 简称"声重"。形容声调因病理性影响而低沉重浊。多因外感风寒或湿浊困阻，使气道不畅而致。

谵语 患者在神志不清的情况下胡言乱语的症状。多属实证。见于高热或温邪入于营血、热扰心包等。

郑声 患者在神志不清的状况下，低声地断续重复一些语句的症状，属虚证。见于疾病晚期心气内损、精神散乱的危重阶段。

狂言 语无伦次，狂躁妄语，精神错乱的表现。多由心火炽盛所致，属实证。常见于癫狂病等。

错语 患者神志清醒而言语错乱，但说后又自知讲错的症状。多由心气虚、神气不足所致。

独语 患者清醒的情况下，喃喃自语，讲话无对象，见人反而话止的症状，属虚证。多由心气虚、精不养神所致。见于癫病、老年性精神病等。

睡中呢喃（ní nán） 呢喃，象声词。指睡梦中的呓语，听起来咬字不清，意思不明。多由心火、胆热或胃不和等所致。

问诊 四诊之一，指医生采用对话方式，向病人及其知情者查询疾病的发生、发展情况和现在症状、治疗经过等，以诊断疾病的方法。

十问 问诊中把询问病情的重点归纳为十条，称为"十问"。包括一问寒热二问汗，三问头身四问便，五问饮食六问胸，七聋八渴俱当辨，九问旧疾十问因。

口不仁 口舌麻痹，味觉减退的症状。

口中和 口不燥不渴，食而知味。表示胃气正常，或津液充足。

切诊 四诊之一。分脉诊及触诊两部分。

脉诊 诊察脉象的方法。

脉象 指下感觉脉搏跳动的情况。包括频率、节律、充盈度、通畅的情况、动势的和缓和波动的幅度等。

脉象主病 指某种脉象主要所见的病证。如浮脉主表证，数脉主热病，滑脉主痰饮、食滞、实热或妊娠等。

平脉 即正常的脉象，又称"常脉"。脉来有胃气，即和缓有力、从容有节、不快不慢、频率大约每次呼吸搏动四次。

病脉 指疾病反映于脉象的变化。一般来说，除了正常生理变化范围的及个体生理特异之外的脉象，均属病脉。

寸口 指两手桡骨头内侧桡动脉的诊脉部位。又称气口或脉口。

寸、关、尺 将脉分成三部的名称，桡骨茎突处为关，关之前（腕端）为寸，关之后（肘端）为尺。

反关脉 一种生理特异的脉位。由于生理位置的特异，桡动脉行于腕关节的背侧，故切脉位置也在寸口的背面，这种特异的脉位，称为反关脉。它可见于两手或独见于一手。

人迎 结喉旁两侧颈总动脉搏动处，又称"人迎脉"。

神门脉 即手少阴心经神门穴处，位于掌后锐骨端陷中的脉动处。

趺阳脉 又名"冲阳脉"。古代三部九候脉诊法的切脉部位之一，属足阳明胃的经脉，用于查脾胃强弱。

三部九候 是古代最早的一种全身遍诊法，它把人体头部、上肢、下肢分成三部，每部各有上、中、下三处的动脉，在这些部位诊脉，称为三部九候。

平息 正常的、平静的呼吸。诊法上，要求医者平静自己的呼吸，然后给病人诊脉。

太息 即深呼吸，但以呼气为主，在正常人的呼吸中，也有间歇的深呼吸。

操纵 操持脉搏运用指力的方法。通常先宜轻指力，继而重指力，或轻重指力反复交替，以领会不同的脉象。

微甚 微即微薄或仅有，甚即显著。用于说明性质同类的脉象，但有微和甚的差异。也可通过诊察病人面部颜色的浅淡以了解疾病的虚实。

指目 是一种利用指尖隆起处切脉的方法。

举、按、寻 切脉时用不同的指力和手法感受脉象的方法。轻指力而浮取的称"举"；重指力而沉取的称"按"；有时需改变指力或移动手指寻找才能获得较明显感觉的，称为"寻"。

推寻 属切脉指法，移动指位，左右寻找，称为"推寻"。

单按 切脉时用一个手指按某一部的脉象称为"单按"。

总按 用食、中和无名三指同时按寸、关、尺三部脉，称为"总按"。

初持，久持 指脉诊切按时间相对的短暂或持久，短暂为初持，持久为久持。一般来说，切按一分钟左右便可以，但有些脉象如间歇脉（促、结、代）常须按3～5分钟才能诊察清楚。

久持索然 脉诊中的一种较特殊的现象。指切脉时，经久按之后，脉很难摸到；或者初按时指下浮大，久按反而难于捉摸。这种情况，不论新病久病，有热无热，均属正气虚。

二十八脉 较常见的二十八种脉象。通常指的是浮、沉、迟、数、滑、涩、虚、实、长、短、洪、微、紧、缓、弦、芤、革、牢、濡、弱、散、细、伏、动、促、结、代、大。

浮脉 脉象的一种。脉来轻取即得，重按反觉减弱，主病在表。

沉脉 脉象的一种。脉来轻取不应，重按始得，主病在里。

迟脉 脉象的一种。脉来迟慢，医生的一次正常呼吸，患者的脉搏不够四次（相当于每分钟脉搏在 60 次以下），多属寒证。

数脉 脉象的一种。脉来急速，医生的一次正常呼吸，患者的脉搏五次以上（相当于每分钟脉搏在 90 次以上），主热证。

滑脉 脉象的一种。脉往来流利，应指圆滑，如珠滚玉盘之状。主痰饮、食滞、实热等证。

涩脉 脉象的一种。脉动往来不流利，虚细而迟，三五不调，如轻刀刮竹之状。多由血少伤精、津液亏损、气滞血瘀所致。

虚脉 脉象的一种。脉来浮大，软而无力，失于充盈，有空虚之感，主虚证，如气虚、血虚、失血、脱水等。

实脉 脉象的一种。脉来去俱盛，轻按重按均应指有力。主实证。

长脉 脉象的一种。脉波动的幅度长，超过本位，应指有盈余之感。长而和缓，属中气旺；长而弦硬，属邪正俱盛的实证。

短脉 脉象的一种。脉波动的幅度短，不及本位，应指在关部较明显，而寸、尺两头有不足之感，主气虚证。

微脉 脉象的一种。脉来细小而软，应指似有若无。由气血虚衰所致。多见于休克、虚脱、慢性虚弱病证等。

洪脉 脉象的一种。脉来如波涛汹涌，来盛去衰。多属热邪亢盛。

紧脉 脉象的一种。脉来紧张有力，应指绷急，如转绳索。常见于寒邪外束或里寒独盛等证。

缓脉 脉象的一种。有正常和病态之分，若脉来和缓均匀，为正常人的脉象；若脉来迟缓松懈，为病脉，常见于湿邪致病及脾胃虚弱。

弦脉 脉象的一种。脉体挺直而长，如按在紧张的琴弦上，有弦劲之感。主病多见于肝胆病、疼痛、痰饮等。

芤（kōu）脉 脉象的一种。芤，即葱。脉来浮大而软，按之中空如捻葱管。多见于大失血后。

革脉 脉象的一种。脉来弦大，按之则空，见于亡血失精证。

牢脉 脉象的一种。脉来实大弦长，浮取、中取不应，沉取始得，坚牢不移。多见于阴寒积聚的病证，如痞块、疝气等。

濡脉 脉象的一种。濡，就是软的意思。脉来细软而浮，轻按可触知，重按反不明显。见于亡血伤阴或湿邪滞留。

弱脉 脉象的一种。脉来软弱而沉。见于气血不足的虚弱病证。

散脉 脉象的一种。脉来散而不聚，轻按有分散零乱之感，重按则触不到脉动。由气血消亡、元气耗散所致。

细脉 脉象的一种。脉细如丝，但重按始终可以触到。见于血虚、阴津亏损或"阴损及阳"、血少气衰的病证。

伏脉 脉象的一种。脉来隐伏，重按着骨始得。可见于"厥证"、剧痛或邪气内闭的病证。

动脉 脉象的一种。脉来滑数有力，应指跳突如豆，但搏动的部位较狭小，节律不够均匀。见于惊恐及疼痛的病证，亦可见于孕妇。

促脉 脉象的一种。脉来急数而有不规则的间歇。多见于阳热亢盛而兼有气滞、血瘀、停痰、食积及风湿性心脏病、冠心病等。

结脉 脉象的一种。脉来迟缓而有不规则的间歇。常见于寒凝气滞及疝气、积聚或心血管系统的疾病等。

代脉 脉象的一种。脉来缓弱而有规则的间歇，间歇时间较长。主脏气衰微，多见于心脏病（如风湿性心脏病）。

大脉 脉象的一种。脉来大而满指，波动幅度倍于平常。若大而有力为邪热实证；大而无力多为虚损、气不内守之证。

疾脉 脉象的一种。脉来异常急速，医生一次正常呼吸，患者的脉搏达七八次（相当于每分钟脉搏达 120 ～ 140 次）。多因阳热极盛、阴气欲竭所致。

脉合四时 脉象随着四时气候而相应变化的生理现象，或称"脉应四时"。人体在春温、夏热、秋凉、冬寒四时气候变化的影响下，脉象有"春弦""夏洪""秋毛""冬石"的相应改变。

脉逆四时 由于身体不能适应四时气候的变化，因而出现脉象不能随着四时气候的改变而相应变化的病理现象。

春弦 指正常脉象在春季的变化。弦，形容脉势有如弦线弹动，表示脉气流畅而坚挺。春天阳气上升，生发机能较旺，故脉象也表现出弦象。

夏洪 形容夏季脉势来盛去衰，脉搏急升而缓降。

秋毛 指正常脉象在秋季的变化。"毛"，轻微之意。秋天阳气从春夏的发散转向收敛，故脉象搏动的幅度也从洪盛相应地减弱而稍浮一些。

冬石 指正常脉象在冬季的变化。"石"，沉重之意。冬寒时，阳气潜藏，皮肤紧束，故脉象相应地沉紧一些，以重指力切按，则脉体应指亦较有力。

春应中规 是用圆形来比喻春季脉象相应地圆滑流畅一些。

夏应中矩 是用方正而盛的矩形来比喻夏季脉象相应地洪盛一些。

秋应中衡 是用衡器来比喻秋季脉象相应地轻平虚浮一些。

冬应中权 "权"，古代计重的器具。冬应中权，是指冬季阳气固密，脉象有如权具之下垂，相应地沉伏一些。

胃、神、根 正常脉象的三个条件。脉势和缓，往来从容，节律一致，是脉有胃气。神是脉来柔和有力。根，即根基，表现有二，一是沉取应指；二是寸、关、尺三部脉相应。

脉无胃气 脉象失去从容和缓及正常的节律，表现出弦劲绷急、坚硬搏手或虚浮无力、杂乱不匀等，表示胃气将绝，五脏真气败露，生命重危。

五脉 指五脏的脉象。即肝脉弦，心脉洪，脾脉缓，肺脉浮，肾脉沉。一般来说，五脏功能正常，胃气充足，就呈和缓均匀的脉，而弦、洪、浮、沉都不明显。当某一脉单独出现时，表示该脏有病变，脉愈显露，病也愈重。

五决 指诊察疾病时，可结合五脏脉象的变化，来判断病情的轻重和预后的吉凶。

真脏脉 五脏真气败露的脉象。五脏的病发展到严重阶段时，由于该脏精气衰竭，胃气将绝，而各显现出特别的脉象，如肝的真脏脉弦硬劲急，像触刀刃般绷紧；心的真脏脉坚硬而搏手；肺的真脏脉大而空虚；肾的真脏脉是搏手若转索欲断或如用指弹石般的坚实；脾的真脏脉是软弱无力，快慢不匀。

七怪脉 指生命垂危时出现的七种异常脉象。即"雀啄脉""屋漏脉""弹石脉""解索脉""鱼翔脉""虾游脉"和"釜沸脉"等。

十怪脉 七怪脉加上"偃刀脉""转豆脉"和"麻促脉"三种，即为"十怪脉"。这些脉象都是反映脏气将绝、胃气枯竭的危重证候。

雀啄脉 七怪脉的一种。脉象急数，节律不调，止而复作，如雀啄食之状。

屋漏脉 七怪脉的一种。脉搏很久才跳动一次，且间歇时间不匀，如屋漏滴水之状。

弹石脉 七怪脉的一种。脉象沉实，有如用指弹石的感觉。

解索脉 七怪脉的一种。脉象忽疏忽密，节律紊乱如解索之状。

鱼翔脉 七怪脉的一种。脉搏似有似无，如鱼翔之状。

虾游脉 七怪脉的一种。脉跳时隐隐约约，去时一跃而消逝，如虾游之状。

釜沸脉 七怪脉的一种，脉象浮数之极，有出无入，如锅中水沸，没有根底。

偃刀脉 十怪脉的一种。"偃刀"，即仰起的刀，口锐而背厚。形容脉象弦细而紧急，有如用手摸在刀刃上的感觉。

转豆脉 十怪脉的一种，又称为"转丸脉"。脉来去捉摸不定，如豆之旋转之状。

麻促脉 十怪脉的一种。脉搏急促而且凌乱。

六阳脉 一种生理特异的脉象。两手寸、关、尺各部的脉象均较洪大，但无病态，不属病理性脉象。

六阴脉 一种生理特异的脉象。平素两手寸、关、尺各部的脉象均较细弱，但无病态，不属病理性脉象。

脉静 脉搏和缓平静，表示疾病好转或不会恶化。如患者虽然有"太阳病"的发热、恶寒、头痛等症，如果脉搏仍然和缓平静，不见弦数，表明病邪轻，没有入里。

脉躁 指患病过程中，脉象变得比原来急数躁动。一般表示邪气内传，病情向坏的方向发展。

六变 指急、缓、大、小、滑、涩六种脉象的病理变化。

参伍不调 指脉搏跳动节律不调，往来艰涩。

乍疏乍数 脉搏节律不匀，散乱无序或时慢时快，属"怪脉"的脉形。见于气血即将消亡，病属垂危。

脉悬绝 指与正常脉相差悬殊的脉象。如比正常脉快三四倍，或只及正常脉的一半或更少，均称为"脉悬绝"，主病重。

阴绝 脉搏只现于尺部，而寸、关两处不能察觉到脉动的一种脉象。主阴气偏绝、隔绝。

阳绝 脉搏只在寸口的寸部出现，而关、尺两处不能察觉到脉动的一种脉象。有阳气偏绝、隔绝的意思。

阴搏阳别 脉象的一种。阴指尺脉，阳指寸脉。尺脉搏动明显比寸脉滑，称为"阴搏阳别"。常见于妊娠。

离经脉 指某些过快或过慢的脉。孕妇分娩期间脉搏加速，亦称"离经脉"。

脉阴阳俱紧 指寸部和尺部脉俱现紧象，见于外感寒邪，腠理密而无汗，表气闭而不宣，是表实之证。

脉阴阳俱浮 指寸部和尺部脉俱现浮象，见于风温病外热已盛，而误用辛温发汗，津液受伤，致使热邪内外充斥。

脉暴出 原为微细欲绝之脉，一旦骤然暴露，此为"阴阳离决"的现象，见于病情危重之际。

格阳关阴 因阴阳失调而致的一种极度充盈的脉象。

格阳 指人迎脉（两侧颈动脉）搏动较正常盛大四倍以上，是由于气血盈溢于三阳经，与三阴经格拒，失去彼此协调的结果。

关阴 指寸口脉（两侧桡动脉）搏动较正常盛大四倍以上，是气血盈溢于三阴经，与三阳经隔绝，失去彼此协调的结果。

诊胸腹 切诊内容之一。切按病者的胸腹部，以了解病痛的部位、范围大小、冷热、硬度及喜按、拒按的性质等；也是对痞满、积液和癥瘕积聚（包块）等一类病变的检查方法。

诊虚里 虚里即心尖搏动部位，是胃的大络。因人以胃气为本，虚里又是宗气所会聚的地方，诊虚里的动势，有助于探察胃气和宗气的盛衰。正常情况下，虚里之动，当按之应手，动而不紧、缓而不急。若按之动态微弱为不足，是宗气内虚；若搏动特快，多为胸腹积热，邪气亢盛或正气衰，虚阳外脱；若跳动停止，则宗气已绝，病居危笃。

宗气泄 即宗气外泄，其表现为气喘、虚里跳动太过、动而应衣等，常伴有痰瘀或心阳不足之证。

诊尺肤 为古代切诊的内容之一。两手肘关节（尺泽穴）下至寸口处的皮肤，称为"尺肤"。诊察尺肤，包括诊察该肌肤的润泽、粗糙、冷热等情况，结合全身症状、脉象等以测知病情。

四诊合参 辨证过程中，把望、闻、问、切四诊所得的有关病史、症状、形色和脉象等材料进行全面的分析综合，从而防止局限性和片面性，以判断疾病的标本缓急。

色脉合参 在辨证过程中，把脉象和病色的变化互相参照，进行分析综合、推断病情的方法。

脉症合参 在辨证过程中，把脉象和证候互相参照，进行分析综合、推断病情的方法。

舍脉从证 指在辨证过程中，当脉和证表现不一致时，经过分析，以临床症状作为审定病机、确定治疗方案的依据，称为"舍脉从证"，较多用于一些急性病病情复杂时。

舍证从脉 指在辨证过程中，当脉和证表现不一致时，经过分析，以脉象作为审定病机、确定治疗方案的依据，称为"舍证从脉"。较多用于一些慢性病病情复杂时。

第二节　辨　证

八纲辨证　阴、阳、表、里、寒、热、虚、实八者，称为"八纲"。在临床上，运用这八纲进行辨证，称为"八纲辨证"。

阳证　对一般疾病的临床辨证，按阴阳属性归类，分"阳证"与"阴证"。凡属急性的、动的、强实的、兴奋的、功能亢进的、代谢增高的、进行性的、向外（表）的、向上的证候，都属于阳证。八纲中的表证、热证、实证，都相对地属于阳证的范围。

阴证　凡属于慢性的、虚弱的、静的、抑制的、功能低下的、代谢减退的、退行性的、向内（里）的证候，都属于阴证。八纲中的寒证、虚证、里证，都相对地属于阴证的范围。

阳虚　指阳气不足。临床表现有面色苍白、手足不温、容易出汗、大便稀烂、小便清白、唇色淡、口淡无味、舌质淡、苔白润、脉虚弱等。

阴虚　指阴液不足。临床表现有"五心烦热"，或午后潮热、唇红口干、舌质嫩红或绛干无苔、大便燥结、小便黄短、脉细数等。

亡阴　由于高热、出汗过多、大量吐泻等，耗损阴液所出现的一种病理反应。主要表现为身热、汗多、烦躁不安、口渴而喜冷饮、呼吸气粗、四肢温暖、唇舌干红、脉虚数等。

亡阳　由于大汗不止，或吐泻过剧，或其他原因耗伤阳气，以致阳气突然衰竭，出现大汗淋漓、汗出如珠而微黏、畏寒、手足冷、呼吸微弱、面色苍白、口不渴，或渴喜热饮、唇舌淡润，甚则口唇青紫、脉微欲绝或浮数而空等。

伤阴　一般是指温热病后期肝、肾真阴受伤。主要表现有低热、手足心灼热、神倦、消瘦、口干舌燥，或见咽痛、耳聋、颧红、舌干绛、脉细数无力等。

伤津　一般是指肺胃的津液受损。热性病的过程中，由于邪热炽盛，往往容易耗伤肺、胃的津液而出现燥热症状。如肺津受伤，则见干咳无痰，或痰带血丝，鼻燥咽干，喉痛；胃津受伤则见口燥咽干，烦躁，渴饮不止。

伤阳 是阳气受伤的意思。可见于各种急、慢性疾病的过程中，如寒邪"直中三阴"，或温热病过用寒凉药物，或因发汗、泻下过多，或热病的末期，或水湿的停留，都会损伤阳气，出现"阳虚"证候。此外，情志刺激过度，也会耗伤阳气，如暴喜过度、心神浮越，阳气易于耗散，出现心悸、怔忡、精神恍惚、失眠等症。

阳黄 黄疸两大类型之一。多属急性，其症状：初起或有寒热，面目皮肤黄色鲜明，伴有口干口苦、胸闷泛恶、腹满便秘、小便浓赤、舌质红苔黄腻、脉弦数等症。

阴黄 黄疸两大类型之一。多属慢性，其症状：皮肤黄色晦暗，低热或无热，伴有神疲身倦、胃纳差、大便不实、小便淡黄、舌质淡苔白滑、脉弦缓或沉细等症。

阳证似阴 热性病发展到极期，有时会出现一种假象，即疾病的本质是阳证，但表现的现象（症状）又很像阴证。

阴证似阳 虚寒性疾病发展到严重阶段，有时出现一种假象，即疾病的本质是阴证，但表现的现象（症状）很像阳证。

表里 表和里，是辨别疾病的内外、病势的深浅和病情的轻重等的两个纲领。以内外来分，人体的皮毛、经络为外，属表；脏腑为内，属里。

表邪 指在表的邪气，多属外感表证。

表证 指在机体浅表的病证。六淫邪气侵入人体，首先侵犯皮肤、经络，或从口鼻入侵肺卫。

里证 指六淫、七情等致病因素影响脏腑、血脉或骨髓等而引起的证候。

表寒 表证的一种类型。指感受风寒后，出现发热、恶寒、无汗、头痛颈强、骨节烦疼、舌苔薄白、脉浮紧等症状。

表热 表证的一种类型。指感受风热后而出现发热、恶风、头疼、有汗或无汗、口渴、舌苔薄白或微黄，或舌尖红、脉浮数等症状。

表虚 表证的一种类型。指卫外的阳气不足，腠理不固而出现的证候。其临床表现以自汗或汗出恶风、脉浮缓无力为特点。

表实 表证的一种类型。指外邪侵入后，阳气集于肌表，邪正相争，腠理密闭所出现的证候。其临床表现以无汗、头痛、身痛、脉浮有力为特点。

里寒 即脏腑的寒证，多因阳气不足，或外寒传里所致。主要症状有畏寒肢冷、面色苍白、腰膝酸冷、大便溏泄、小便清长、舌质淡苔白润、脉沉迟或微细等。

里热 一般是指胃肠实热、肺胃实热或肝胆郁热而言。主要症状是高热、不恶寒反恶热、口渴引饮、烦躁或心烦口苦、小便短赤、舌质红苔黄、脉洪数或弦数有力等。

里虚 即脏腑气血不足，机能衰退的证候。

里实 或称"内实"。指外邪化热入里，结于胃肠，出现壮热、烦渴、腹痛、便秘等腑实证候。

里结 指大便秘结，有热结、寒结之分。热结是由于胃肠积热，或热邪侵犯胃肠，使胃肠津液消耗，引起大便燥结不通；寒结是由于阴寒结聚胃肠，而致传导功能减弱，引起大便秘结不通。

表寒里热 表里寒热错杂的一种表现。患者本有内热而又感受风寒，或外邪传里化热而表寒未解。表现为既有恶寒、发热、无汗、头痛、身痛或气喘、脉浮紧等表寒证，又有烦躁、口渴、尿黄、便结等里热证。

表热里寒 表里寒热错杂的一种表现。患者脾胃虚寒，又感风热，或因外邪未解而过服寒凉而致脾胃阳气不足。表现为既有发热、头痛、恶风等表热证，又伴见大便溏泄、小便清长、肢冷、不渴等里寒证。

表虚里实 表里虚实错杂的一种表现。有因患者卫气不足，感邪后邪热内结而致，或因表证治疗失当而致。表现为既有恶风、汗出、身热等表虚证，又见腹痛、便秘等里实证。

表实里虚 是邪实正虚的一种表现。患者中气不足，感受寒邪后既有恶寒、发热、无汗等表实证，又见精神萎靡、食欲不振、脉沉等里虚证。

表里俱寒 即内外俱寒，是表里同病的一种表现。外感寒邪，又内伤生冷寒滞之品，或脾胃虚寒又外感风寒。表现为既出现恶寒无汗、头痛身痛等表寒证，又出现腹痛泄泻、四肢厥冷等里寒证。

表里俱热　即内外俱热，是表里同病的一种表现。

表里同病　指患者既有恶寒、发热、头痛等表证，同时又有胸满不舒、腹痛腹泻等里证。

由表入里　指表证未解，病势向内发展。

热邪传里　指温热之邪不从外解而向里传，或风寒湿燥等外邪在一定的条件下化热入里。

表邪内陷　指由于邪盛正虚或治疗失当，在表邪内陷于里的病变。

表解里未和　伤寒病的表证已经消失，而里证还没有消除。

半表半里　指病变部位既不在表，也不在里，而介于表里之间。

由里出表　指病邪从里透达于肌表，为病情趋势好转的征象。

寒热　既是八纲中鉴别疾病属性的两个纲领，又是恶寒发热症状的简称。

寒证　是由寒邪引起，或因阳气衰弱，阴气过盛而导致身体机能与代谢活动衰退，抵抗力减弱而出现寒的证候。

热证　是由热邪引起而致阳气亢盛（正气抗邪，反应强盛），出现一系列热的证候。

真寒假热　是阴证似阳的一种症状。病本属寒证，因寒到极点，出现身热、面色浮红、口渴、手足躁扰不宁、脉洪大等假热现象。

真热假寒　是阳证似阴的一种症状。病本属热证，因热到极点，出现手足冰冷、脉细等假寒症状。

上寒下热　指患者在同一时期内，上部表现为寒性，下部表现为热性的证候，见于病因上的寒热错杂而致。

上热下寒　指患者在同一时期内，上部表现为热性，下部表现为寒性的证候。是由病因上的寒热错杂、病理上的阴阳之气不能协调，使阳盛于上、阴盛于下而致。

假寒　指病因和病理均属热而反表现出寒的假象。

假热　指病因和病理均属寒而反表现出热的假象。

浮热　指阴寒盛于内，虚阳浮于外的"真寒假热"。指外感初期的表热。

邪热 ①病因：即"热邪"。②症状：指外邪引起的发热。

虚实 虚和实，是指人体抵抗力的强弱和病邪的盛衰，也就是机体内正气与病邪之间斗争的表现。虚指人体的正气不足，抵抗力减弱；实指致病的邪气盛和邪正斗争剧烈。

虚证 指人体正气不足，机体抗邪能力减低，生理机能减退的证候，其表现为面色苍白、精神不足、身疲乏力、心悸气短、自汗盗汗、舌嫩无苔、脉虚无力等。

实证 指病邪亢盛，正气与邪气对抗的反应激烈；或人体内部机能障碍引起的气血郁结、水饮、停痰、食积等实证。

上实下虚 上和下是相对而言，邪气实于上、正气虚于下的证候。通常指肝肾不足，阴虚于下，阳亢于上，又称"上盛下虚"。一方面出现腰膝酸软无力、遗精等下虚证，另一方面又出现胁痛、头眩、头痛、目赤、烦躁易怒等肝阳上亢的证候。

上虚下实 指正气虚于上，邪气实于下的证候。如病人原有怔忡证，心悸无宁时，多由心血虚损而致，属于上虚；但又感染湿热痢疾，腹痛，大便下赤白，一日多次，苔黄腻，这是邪气实于下。

怔忡（zhèng chōng） 以心跳剧烈，不能自安，而又持续不断为主要表现的心悸。

虚中夹实 指虚弱的病证中夹有实证，但以虚为主。

实中夹虚 指实邪结聚的病证中夹有虚证，多属邪盛正虚。

真虚假实 虚弱的病发展至严重阶段时，反而出现类似强盛的假象，这种情况又称为"至虚有盛候"。

真实假虚 实邪结聚的病，反而出现类似虚弱的假象。这种情况又称为"大实如羸状"。

虚喘 虚喘多是肺肾之虚，以肾不纳气为主。临床表现有呼吸短促，动则喘甚。

实喘 因邪气壅盛于肺，证候以痰为主，常由外感风寒或燥邪所诱发。

虚火 是指真阴亏损引起的热性病证。伤阴症状明显，临床表现有低热，或午后潮热、手足心灼热、口干、盗汗、唇舌嫩红或绛、脉虚数等。

实火 指火邪极盛引起的实证、热证，多见肝、胆、胃肠实热的症状。

虚热 由于阴阳气血不足而引起的发热，并分别有"阴虚""阳虚""气虚"和"血虚"等证候。

实热 外邪入侵体内，化热入里，邪气盛而正气尚足，邪正相争引起的发热，表现为高热、烦渴、大便秘结、舌苔黄、脉洪数或滑数等。

虚寒 指正气既虚而有寒的证候。表现为不欲饮食、口淡、吐涎沫、气短、大便稀薄，或泻下未消化的食物、舌淡白、脉细微等。

实寒 指正气不虚而寒邪结滞于内的病证。表现为口中和、舌苔白、四肢冷、小便清、腹痛、大便秘、脉沉弦等。

五虚 指脉来细弱、肤冷、气少、泄泻而小便清利、饮食不入等五脏俱虚的严重证候。

五实 指脉来洪盛、皮肤灼热、腹胀、大小便不通、精神昏乱等五脏均有实热的严重证候。

闭 指疾病急剧变化过程中，正气不支，邪气内陷，出现脏腑功能闭塞不通的病理。

脱 指疾病过程中，阴、阳、气、血大量耗损而致生命垂危的病证。症见汗出如珠、四肢厥冷、口开目合、手撒尿遗、脉微细欲绝等。

暴脱 临床上将中风、大汗、大泻、大失血或精液大泄等精气急骤耗损导致阴阳离决者，称为"暴脱"。

虚脱 若因久病元气虚弱，精气逐渐消亡所引起的，则称为"虚脱"。

六经辨证 外感病（多见发热）辨证方法之一。六经就是太阳、阳明、少阳、太阴、少阴、厥阴，是外感病过程中所出现的六种证候分类名称。

太阳病 六经病之一。主要症状有恶寒、头痛而兼项强、脉浮等。

阳明病 六经病之一。分经证和腑证两种类型。经证的主症是身热，不恶寒而恶热，汗出烦渴，脉洪大有力；腑证的主症有腹痛拒按，大便闭，潮热，甚则谵语，脉沉实有力。

少阳病　六经病之一。临床常见症状为口苦咽干、目眩、往来寒热、胸胁满闷、心烦喜呕、不欲食、脉弦等。

太阴病　六经病之一。多由三阳病传变而来。常见不发热、腹满、呕吐、泄泻、口不渴、食不下、脉缓弱等症状。

少阴病　六经病之一。主要症状有精神不振、嗜睡（似睡非睡）、脉微细。

厥阴病　六经病之一。其特点是寒热错杂，厥热胜复。主要症状为四肢厥冷。

经证　当病邪侵扰经脉之气而未聚结于腑时的症状，称为"经证"。

腑证　指三阳经病变影响到所属的腑而言。

并病　指伤寒一经的证候未愈，又出现另一经的证候。如太阳与阳明并病、太阳与少阳并病等。

二阳并病　指伤寒两个阳经"并病"。

合病　指伤寒病二经或三经同时受邪，起病即同时出现各经主症。

太阳与少阳合病　指太阳和少阳两经证候同时出现。临床表现既有太阳病的头痛、发热，又有少阳病的口苦、咽干、目眩。

太阳与阳明合病　指太阳和阳明两经证候同时出现。临床表现既有太阳病的头痛、项强，又有阳明病的身热、口渴、下利黄色粪水、肛门灼热等里热症状。

阳明与少阳合病　有两种情况：一是合病偏重于少阳经，如虽见阳明病的潮热，但大便不秘结，小便也正常，而少阳病的口苦、胸胁满闷的症状比较明显；二是合病偏重于阳明经，如虽见少阳病的口苦咽干，但阳明病身热口渴的症状比较显著，而且还出现下利热臭粪水、脉滑数等里热偏盛的征象。

三阳合病　指太阳与少阳之邪热同入阳明经，以致出现阳明邪热独盛的证候。

变证　由于治疗上的错误或病者正气不足、调理失宜等原因，使疾病由实转虚或由简单转为复杂的情况。

传变　指伤寒病过程中一般的和异常的发展情况。"传"是传经

（"经"指伤寒六经病，即太阳病、阳明病、少阳病、太阴病、少阴病、厥阴病等六经病证），即病情发展循着一定的规律之意，如太阳传阳明，或传少阳。"变"是变化，即病情变化超越规律之意。

病传 指疾病的转变。

欲传 指病邪有向内发展的趋向。

经尽 伤寒病在某一经中，经过一定日期的治疗，病情逐渐痊愈，即使有些余邪，也可在本经阶段内消除，不传别一经。

直中 病邪不经三阳经传变而直接侵犯三阴经，即发病没有三阳经的证候，而出现三阴经的证候。故又称"直中三阴"。

传经 伤寒由一经传入另一经，即由一经的证候演变为另一经的证候。传经实际是病证进行演变。

循经传 指太阳而阳明、少阳，再太阴、少阴而厥阴的顺序，由表入里，由浅入深的传，但不一定要传遍六经。如果病人的正气充沛，抵抗力增强，治疗得当，传经可终止。

越经传 指病邪越经而传，如太阳经不传阳明而传少阳。

表里传 指互为表里的两经相传，如太阳与少阴。

过经 指伤寒病在病程中由一经的证候转入另一经的证候。如太阳病"过经"，出现少阳病的证候，就表明这时患者的太阳表证已经解除。

不传 是指外感病不论病程长短，主症主脉不变，反映病邪仍然在一经。

顺传 指疾病顺一定的次序传变。如伤寒阳经由表而里，从太阳传入阳明，或传少阳。或阳经传入阴经（阴经是首太阴，末厥阴），均是顺传。

逆传 与顺传相对而言。温病的传变，顺传是由卫到气，由气入营及血。若病在卫分随即见营、血分症状的，称为逆传。如"逆传心包"之类。

卫气营血辨证 是应用于温热病的一种辨证施治方法。它概括了温热病发展过程中四个不同阶段及其病理表现。一般来说，初起病在卫分，显示较轻较浅；由卫分到气分，显示病已进一层；入营分则病变逐渐深入而加重；至血分则最重。这四个阶段的发展演变，并不是截然划分，而是互相联系的。一般是顺序传变的。

卫分证 卫，卫外。是温热病的初起阶段，临床表现以发热、恶风寒为特征，伴见头痛、肢酸或身痛、无汗或少汗、口微渴、苔薄白、脉浮数，或见鼻塞、咳嗽等。

气分证 是温热病的化热阶段，大多由卫分证发展而来。临床以不恶寒但恶热、舌苔黄为特征，伴见出汗、口干渴、面红、呼吸气粗或有气喘、小便黄赤而少、大便秘结、舌苔黄、脉洪大或滑数等。

营分证 是温热病邪气内陷的深重阶段，大都由气分证传变，也有由卫分证逆传的。临床表现有高热、夜间热甚、心烦不寐，或见神志不清、谵语、斑疹隐现、舌质绛、苔黄糙或干灰、脉细数等。

血分证 是温热病病情发展到最深重的阶段，多是营分病的进一步发展，以伤阴、耗血、动血为特征。临床表现有高热、夜间热甚、躁扰不宁、斑疹显露、色多深紫、舌色深绛或紫晦、脉细数，甚则神志不清、谵语发狂，或抽搐昏迷、吐血、衄血、便血等。

三焦辨证 是温热病辨证方法之一。心肺病变属上焦；脾胃病变属中焦；肝肾病变属下焦。

上焦病证 手太阴肺经病有发热恶寒、自汗头痛而咳等症。手厥阴心包经病有舌质红绛、神昏谵语或舌蹇肢厥。

中焦病证 足阳明胃经病有发热不恶寒，汗出口渴，脉大。足太阴脾经病有身热不扬，体痛且重，胸闷呕恶，苔腻，脉缓。

下焦病证 足少阴肾经病有身热面赤，手足心热甚于手足背，心躁不寐，唇裂舌燥。足厥阴肝经病有热深厥深，心跳加速，手足蠕动，甚则抽搐。

病因辨证 辨证施治方法之一。不同的病因可以通过人体内部的矛盾而引起不同的变化。因此，可以根据疾病的不同表现来寻找病因，提供治疗用药的根据。

气血辨证 内伤杂病的辨证方法之一。即以气、血的病证为纲，分别进行辨证施治的方法。

顺证 是指病情按一般规律发展，正气未衰，抗病能力尚足，病邪不能损害重要器官；或症状由重而轻，有好转的趋势。

逆证 是指病情不按一般规律发展，而突然变得严重，有恶化的趋势。

五夺 指临床上因久病、重病而出现五种气血津液耗损的情况时，即肌肉过度消瘦、身体极度虚弱、大出血后、大汗出后、大泄泻后、新产大出血之后等，不论用针灸或药物治疗，均禁止使用泻法。

五善 ①指患疮疡预后良好的五种现象：起居安宁，饮食知味；大小便正常；脓稠，肉色好；精神充足，语音清朗；服药后病情好转。②指痘疮预后良好的五种现象：饮食如常，二便调匀；痘疮色泽红活坚实；脉静身凉，手足和暖；声音清亮，动止安宁。

七恶 指疮疡的七种险恶证候。一恶，烦躁时嗽，腹痛渴甚，或泄痢无度，或小便如淋；二恶，脓血既泄，肿热尤甚，脓色败臭，痛不可近；三恶，目视不正，黑睛紧小，白睛青赤，瞳子上视；四恶，粗喘短气，恍惚嗜卧；五恶，肩背不便，四肢沉重；六恶，不能下食，服药而呕，食不知味；七恶，声嘶色败，唇鼻青赤，面目浮肿。

五有余，五不足 余为邪气有余，属实证；不足为精气不足，属虚证。是指神、气、血、形、志五者的有余和不足。

第六章　治则与方药

第一节　辨证施治

辨证论治　运用中医的诊断方法，对病人复杂的症状进行分析综合，判断为某种性质的证（证候），这是"辨证"；进而根据中医的治疗原则，确定治疗方法，这是"论治"。

整体观念　是中医诊疗疾病的一种思想方法。把人体内脏和体表各部组织、器官之间看成是一个有机的整体，同时认为四时气候、地理方位、环境等因素的变化，对人体生理、病理有不同程度的影响，既强调人体内部的协调、完整性，也重视人体和外界环境的统一性。

同病异治　同一种疾病，由于病人身体的反应不同，所表现的"证"不同，所以治法也不同。

异病同治　有时几种不同的疾病，会表现出同一性质的"证"，所以可用同一种方法治疗。

治病必求于本　指治疗疾病时必须追究疾病的根本原因。

治求其属　"属"，指证候与治法的联系。辨别病人的一系列症状属于哪一个脏的证候，从而确定治法。

衰之以属　衰，指削弱病邪。"衰之以属"是指先明确证候的性质，然后与药性分类相联系，决定治法。

治未病　采取一定的措施防止疾病产生和发展的治疗原则，包括未病先防和既病防变两个方面。

因时制宜　四季的气候变化，对人体产生一定的影响，治疗也应注意气候的特点。

因地制宜 根据地域环境的特点制定适宜的治疗方法。

标本 标本有多种含义。从人体与致病因素来说，人体的正气是本，致病的邪气是标；从疾病本身来说，病因是本，症状是标。

急则治标 急，指患者突然患了急病、重病，或者原有的慢性病突然发作，在时间上不容拖延。在这种情况下，无论如何也要先解决当务之急的症状问题。

缓则治本 在病情允许的情况下要寻找病因，采取根本性的治疗手段，从而解决疾病之根源。

标本同治 指标病本病同时俱急，在时间与条件上皆不宜单治标或单治本，只能采取同治之法。

扶正 用药扶助正气，增强体质，提高抗病能力，以达到战胜疾病、恢复健康的目的。

祛邪 祛除体内的邪气，达到邪去正复的目的。

扶正祛邪 对于正虚为主、因虚致实的病证，应采取扶助正气为主，使正气加强，从而达到祛除病邪目的的治疗原则。

正治 是一般常规的治疗方法，即采用与疾病性质相反的方法和药物来治疗。

热因热用 指治疗内真寒而外假热的方法。病的实质是真寒，而表现出假热的现象，须用温热药治疗。

寒因寒用 指治疗内真热而外假寒的方法。病的实质是真热，而表现出假寒的现象，须用寒凉药治疗。

塞因塞用 指用补益药治阻塞假象的方法。

通因通用 指用通利药治通利病证的方法。

下病上取 疾病的症状表现在下部，用针刺上部的穴位。

阳病治阴 患阳热盛的病，损伤了阴津，治疗时应滋阴。

阴病治阳 患阴寒盛的病，损伤了阳气，治疗时应扶阳。

壮水之主，以制阳光 用滋阴壮水之法，以抑制阳亢火盛。

益火之源，以消阴翳 用扶阳益火之法，以消退阴盛。常用于肾阳不足，命门火衰而出现阴盛寒证者。

实则泻之 对实证应采用泻除的治疗方法。

虚则补之 对于虚证采用补法治疗。

热者寒之 属于热证，用寒凉性药物进行治疗。

寒者热之 属于寒证，用温热性药物进行治疗。

客者除之 有外来邪气的，以药物祛除它。

逸者行之 逸，是气血逆乱。调理气血，使之恢复正常。

留者攻之 病邪留滞于体内，要用药攻逐它。

燥者濡之 津液枯燥的，可用滋润药来使之濡润。

急者缓之 急，指拘急；用药使拘急之证得以缓解。

散者收之 用收摄固涩的药物治疗不固不收的证候。

劳者温之 虚劳病气虚的，使用温补药调养。

坚者削之 用药攻削坚实的积症。

结者散之 结聚之证，应用消散的治疗方法。

下者举之 下是下陷。中气下陷的病证，应当用补中药升提。

高者抑之 高，指向上冲逆。应当用降抑的方法治疗向上冲逆的证候。

惊者平之 惊，是心神慌乱而不安宁。用镇静药来治疗心神不宁的证候。

微者逆之 微，指病证明显而较轻，如热证、寒证；逆，指逆治法，即逆疾病性质从正面治疗的常规治法。微者逆之，即针对病情单纯、证候与病机一致的疾病，采用相应的治疗方法即可。

甚者从之 甚，是指复杂难以辨认而严重之证；从，指反治法。即应顺从疾病的假象，而实际针对疾病本质的治法称为"从治"的"反治法"。

轻而扬之 病邪浮浅的表证，可以用向外发泄的"解表法"从汗解除。

因其重而减之 病在里可用泻下或其他攻削的方法治疗。

因其衰而彰之 衰，是病邪将尽而正气未恢复。即扶助正气，使正气旺盛而病邪除去。

形不足者温之以气 由于中气虚、阳气不足而产生的形体虚弱，须用温气药补养中气，则可使肌肉形体逐渐丰满。

精不足者补之以味 指人体的精髓亏虚，当补之以厚味，使精髓逐渐充实。

其高者因而越之 凡停留在咽喉、胸膈、胃脘等部位的痰涎食积有害异物，可用"吐法"把它消除。

其下者引而竭之 指在下的病邪可用通利二便的方法，使病邪从下而出。

中满者泻之于内 指气阻滞于内而胸腹胀满的病证可用调利气机的方法，使胀闷消失。

夺血者无汗，夺汗者无血 中医学认为血和汗同出一源，所以已经失血的患者，不能再发其汗；已经发汗的患者，不能再去其血，妄用动血之品或针刺放血的治法。

热无犯热 如果没有寒证，那么在炎热的夏天，就不要随便使用热药，以免伤津化燥，发生变证。

寒无犯寒 如果没有热证，在寒冷的冬天就不要随便用寒药，以免损伤阳气，发生变证。

无犯胃气 中医学认为脾胃是气血生化之源，在处方用药时，必须注意不要损害脾胃的功能。

木郁达之 肝气郁结的病证，须用"疏肝"的方法进行治疗。

火郁发之 热邪伏于体内的疾病可因势利导，使之发泄出去。

金郁泄之 金郁，指肺气不利；泄，是使之宣通。如因肺气不利，不能通调水道，以致咳嗽气喘而水肿，则须用"宣通水道"法。

土郁夺之 指运用祛湿的方法治疗湿邪郁阻中焦之证。

水郁折之 加强肾的调节制约功能治疗水气郁滞于内的病证。

虚者补其母 利用五行相生、子母关系的学说，把五行"木、火、土、金、水"配合"肝、心、脾、肺、肾"，从五行、五脏的子母关系，说明一部分的治病法则。如肾水生肝木，肾是母，肝是子，如果出现肝木虚弱证，不直接补肝，而补生肝的肾。

实者泻其子 利用五行相生、子母关系的学说，把五行"木、火、土、金、水"配合"肝、心、脾、肺、肾"，从五行、五脏的子母关系，说明一部分的治病法则。如肝木生心火，肝木是母，心火是子，如果出现肝实证，不直接泻肝，而泻肝木所生的心火。

八法 清代程钟龄在《医学心悟·医门八法》中把药物治病的作用，归纳为汗、吐、下、和、温、清、补、消八法。

汗法 服用有发汗作用的药物，通过发汗解除表邪，又名解表。

辛温解表 指使用性味辛温、发汗力强的药物治疗表证。

辛凉解表 指使用性味辛凉、发汗力弱但有退热作用的药物治疗表证。

解肌 是治疗外感证初起有汗的方法。

疏表 即疏解表邪。

疏风 即疏散风邪。

透疹 在疹子应出而未出或疹子出而不畅之时，采用辛凉解表一类的治法，使疹出顺利，不致发生变症，称为"透疹"。

透斑 温病热入营分，内迫营血，斑点隐隐欲出而使用清营透热之法，以清透斑毒。

透邪 热性病初起出现风热表证时，采用辛凉解表的治法，使病邪往外透达。

透表 即透邪、透疹一类治法。

辛开苦泄 用辛味药发散表邪，用苦味药清泄里热。

调和营卫 是纠正营卫不和、解除风邪的方法。

开鬼门 即发汗法。

轻清疏解 由药力较轻的解表药与治咳化痰药组成，适用于伤风咳嗽等。

养阴解表 是由养阴药与解表药组成，治疗素体阴虚、复感外邪之证，又称滋阴解表。

益气解表 由补气药与解表药组成，治疗气虚感冒，又称补气解表。

助阳解表 由助阳药与解表药组成，治疗阳气虚的外感证。

养血解表 由养血药与解表药组成，治疗阴血亏虚的感冒。

化饮解表 由温化水饮药与辛温解表药组成，治疗内有水饮、风寒外袭之症。

表里双解 指解表药配合泻下、清热、温里药，具有表里同治、内外分解的治法。

泄卫透热 温病当邪热已到气分，但表闭无汗，这是卫分闭而不通，必须用辛凉透达药，使病人微微有汗，为"泄卫"；使气分的热邪可以从表向外透散，是"透热"。

逆流挽舟 对于外邪陷里所致的痢疾，通过疏散表邪，消除里滞，从而止痢，好像逆水拉船上行之意。

清法 是使用寒凉性质的药物以清除火热证，具有清热、泻火、凉血、祛暑、生津、解毒的作用。

清气 是运用辛寒或苦寒等药物，清解里热。

辛寒清气 是用辛寒药清气分之热。

苦寒清气 是用苦寒药清气分之热。

轻宣肺气 用轻剂宣通肺气，清气分热邪，疏散表热的治法。

生津 热性病发热过程中损耗津液时，运用滋养津液的药物退热而生津液。

甘寒生津 是用甘寒药治疗胃热津液损伤的方法。

辛寒生津 是用性味辛寒的药物清胃火，生津液的治法。

益气生津 是用补气、生津的方法治疗气津两虚。

苦寒清热 是用苦寒药治疗邪热过盛的方法。

清泄少阳 是用清泄的方法治疗病在半表半里之间。

清热解毒 毒即火热极盛所致，称为"热毒"或"火毒"。使用能清热邪、解热毒的药物，治疗热性病的里热盛及痈疮、疖肿疔毒、斑疹等，即清热解毒法。

清热解暑 是用清热药治疗外感暑热的方法。

清营 是治疗热性病中邪入营分的方法。

清心 是治疗热性病热邪入心包的方法。

气营两清　同时使用清气分和营分的药物，治疗热性病热邪侵入气分和营分的方法。

透营转气　是治热性病时使营分热邪向外透达，引出气分而从外解的方法。

清营透疹　是清营分之热，并使疹外出的方法。

凉血　即凉血散血，是清血分热邪的方法。适用于热性病热入血分之证。

凉血解毒　是治疗瘟疫、温毒等热毒炽盛的方法。

下法　又名泻下、攻下、通里、通下，是运用有泻下或润下作用的药物，以通导大便、消除积滞、荡涤实热、攻逐水饮的一类治法。

寒下　使用寒性而有泻下作用的药物，治疗属里实热证的燥屎、饮食积滞、积水等的方法。

温下　使用温性的泻下药，或温热性药和寒性泻下药同用，以治寒性积滞里实证。

润下　使用有润肠通便作用的药物，治疗热性病过程中津液损耗的便秘，或老年肠燥便秘或习惯性便秘，以及孕妇或产后便秘。

增液泻下　将增补津液药与寒下药同用，治疗热结津液亏的大便秘结。

攻补兼施　邪实正虚的病，单用攻下药会使正气虚损，单用补益药又会使邪气更为壅滞，所以需要攻中有补，补中有攻的攻补兼施法，使邪气去而正气不伤。

先攻后补　即先攻邪后培补。多用于正虚邪实，急当攻下而体质虚弱不堪峻攻的病证。

先补后攻　需要使用攻下法的疾病，但病人体质虚弱，一时不能接受攻下法，须先用补法，使体质增强，然后攻下。

通腑泄热　即用通大便以清除里热的方法治疗胃中积热证。

逐水　运用具有峻烈泻水作用的药物组方，以攻逐水饮的治法。

去菀陈莝（cuò）　是指用药去除郁结已久的水液废物。

导滞通腑　即以疏导积滞为目的的泻下法。

急下存阴 由于津液日益耗损，急须用泻下药通大便，泻去实热，以保存津液。

软坚除满 用"咸寒增液"法润燥，稀释大便，解除因大便燥结而致的腹部胀满，大便通则腹部胀满消除。

峻下 使用大黄、巴豆、芫花、甘遂、大戟、商陆、牵牛子、芒硝等有强烈泻下作用的药物导泻。

缓下 指使用性质和缓而滋润的药物润下通大便的方法。

误下 本非下证而误用下法的，称为"误下"。

和法 是利用药物的疏通调和作用，以达到解除病邪的目的。

和解少阳 少阳证指热性病在半表半里，用小柴胡汤和解少阳，一面祛病邪，一面扶正气。

调和肝脾 使用和法治疗肝气犯脾之证。

调和肝胃 使用和法治疗肝气犯胃、胃气不和。

开达膜原 膜原即胸膜与膈肌之间部位。即用消除秽浊药以攻逐闭塞于胸膜与膈肌间的病邪。

祛湿 使用药物去除湿邪的治法。

燥湿 使用药物去除中焦湿邪。

利湿 通利小便，从而使湿邪从下焦渗利而去的方法。

清热利湿 使用药物治疗湿热下注之证。

清暑利湿 治疗夏季暑湿证的方法。

温阳利湿 治疗阳气为水寒困遏的方法，又称为化气利水。

滋阴利湿 治疗邪热伤阴，小便不利的方法。

淡渗利湿 以淡味利湿药为主，使湿从下焦排出。

温肾利水 治疗肾阳虚形成水肿的方法。

渗湿于热下 热性病湿重于热，热邪为水湿抑遏，不能外透，应使用利湿药分利水湿，热邪才能外透。

利小便，实大便 是治疗湿泻的方法。湿泻患者大便多水，小便短少，常用胃苓汤健脾去湿，使小便清利，大便正常。

洁净府 即利小便。

芳香化浊 使用芳香化湿浊的药物，治疗内有湿浊之证。

健脾 治疗因脾虚而运化功能减弱的方法。

运脾 用芳香祛湿药治疗湿重困脾的方法。

醒脾 即治疗脾气虚寒运化无力的方法。

培土 指培补脾土，促使脾的运化机能恢复正常。

健脾疏肝 又称为"培土抑木"，是治疗因肝气郁结而影响脾运化功能的方法。

补脾益肺 又称为"培土生金"，通过培补脾土，使脾的功能强健，恢复正常，以治疗肺脏亏虚的病证。

温补命门 又称为"补火生土"，是用温补命门之火以恢复脾的运化功能的方法。

疏肝 即疏肝理气，是疏散肝气郁结的方法。

养血柔肝 是治疗肝阴虚（肝血不足）的方法。

伐肝 肝气太旺而犯脾，须用抑制肝气过旺的治法，称为"伐肝"。

滋养肝肾 是滋肾阴以润养肝阴，此法多用于肾阴亏肝木旺的证候。

滋阴疏肝 是滋阴药与疏肝药合用，使肝气和畅的方法，主要用于肝肾阴虚，气滞不行之证。

滋阴平肝潜阳 是治疗阴虚而肝阳上亢的方法。

清肝泻火 用苦寒泻肝火的药物治疗肝火上炎的方法。

佐金平木 即肃肺以抑肝的方法。肝气上冲于肺，肺气不得下降，出现两胁窜痛、气喘不平、脉弦等症。须用肃肺法使肺气下降，肝气也得疏畅。

滋阴 又称"育阴""养阴""补阴"或"益阴"，是治疗阴虚证的方法。

酸甘化阴 是酸味、甘味药同用以益阴的治法。

清络保阴 是清肺络热而保肺阴的方法。

坚阴 是固肾精，平相火的方法。

强阴 指滋补肾阴。

敛阴 即收敛阴气的方法，适用于阴津耗散而病邪已衰退的证候。

潜阳 是用药物治疗阴虚而肝阳上升，使虚阳收敛的方法。

潜镇　指质重下坠的镇静安神药与潜阳药同用，治疗心神不宁，心悸失眠和肝阳上亢的头痛、眩晕等症。

息风　指平息内风的方法。

滋阴息风　是以滋阴为主，消除因阴虚而动风的方法。

平肝息风　治疗由于肝阳上亢而引动内风的方法。

泻火息风　是治疗热极生风（实热证）的方法。

和血息风　是治疗肝风内动偏于血虚的方法。

解痉　指解除震颤、手足痉挛（抽搐）及角弓反张等症，即息风法。

祛风　是利用药物疏散风邪的作用，以疏散经络、肌肉、关节间留滞的风邪的方法。

祛风除湿　是治疗风湿之邪留滞于经络、肌肉、关节等部位，出现游走性疼痛症状的方法。

疏风泄热　是治疗外有风邪兼有里热的方法。

祛风养血　即治疗血脉不和，风湿流窜经络的方法。

搜风逐寒　是治疗风邪兼寒邪湿痰、瘀血留滞经络的方法。

润燥　即使用滋润药以治疗燥热证的方法。

轻宣润燥　是治疗外感燥热伤肺的方法。

甘寒滋润　是治疗肺肾津液不足的方法。

清肠润燥　是治疗大肠燥热而便秘的方法。

养阴润燥　是治疗燥热之邪伤及肺胃津液的方法。

养血润燥　是治疗血虚便秘的方法。

苦温平燥　是治疗外感凉燥表证的方法。

理气　是运用有行气解郁、补中益气作用的药物，治疗气滞、气逆、气虚的方法。

疏郁理气　是治疗因情志抑郁而引起气滞的方法。

和胃理气　是治疗气和痰湿阻滞中脘的方法。

降逆下气　是治疗肺胃之气上逆的方法。

行气　即行散气滞，以治疗由气滞产生的病证。

降气　是治疗气机上逆的方法。

调气 用药物治疗气滞、气逆的证候，使气畅利平顺而恢复正常状态，称为"调气"。

破气 使用理气药中比较峻烈的，如青皮、枳实等，以破气散结导滞。

祛痰 用药物帮助排出痰液或祛除生痰病因的方法。

化痰 依据生痰的病因，把化痰法分为六种："宣肺化痰"：适用于外感风寒痰多。"清热化痰"：适用于热痰。"润肺化痰"：适用于燥痰。"燥湿化痰"：适用于湿痰。"祛寒化痰"：适用于寒痰。"治风化痰"：适用于因风痰引起头痛眩晕等症。

消痰 是攻伐浊痰留滞的方法。

驱虫 使用具有驱杀寄生虫作用的药物，治疗人体寄生虫病的方法。

一逆 指治疗上犯了一次差错。

再逆 指治疗上又犯了一次差错。

小逆 指在治疗上犯了较小的差错。

火逆 误用烧针、熏、熨、灸等火法，由此导致的变症，称为"火逆"。

顶 把药性上行的称为"顶"，顶药多吐。

串 把药性下行的称为"串"，串药多泻。

截 "截"是"绝"的意思，即使疾病停止发作。

第二节　外　治

外治 即外治法，是治疗方法的一类。选用药物、手法或配合适当的器械作用于体表等处进行治疗。

敷 将植物捣烂，或用干药碾末，加酒、蜜、醋等汁调和，敷在肌肤局部，隔一定时间换药一次，使药物在较长时间内发挥作用。

罨（yǎn） 罨是掩覆（掩盖）的意思。分为冷罨法和热罨法两种。

冷罨法 用毛巾或净布浸冷水中，拧干，遇鼻出血时，即罨在前额上，毛巾热即更换，至血止为止。

热罨法 如用毛巾或净布浸热水中，轻轻拧去水，掩覆于疼痛处。

熨法 用药末或药物粗粒炒热布包外熨，用以治疗风寒湿痹、脘腹冷痛等证，又称为"药熨"。

熏蒸 利用药物燃烧时产生的烟气或药物煮沸腾后产生的蒸汽来熏蒸机体，以治疗皮肤疮癣或其他疾病。

吸入 用吸入某些药物的烟或蒸汽的方法治疗疾病。

热烘 是在病变部位涂药后，再加火烘的方法。

烙 用烧红的大小形式不同的铁器烙患处，称为"烙法"。

浴 把药物煎成汤汁，用以洗浴、浸泡，适用于全身性疾病。

发泡 把能刺激皮肤的药物捣烂或研末，敷在皮肤上，使之发泡，从而起到治疗效果的一种方法。

膏摩 即用药膏摩擦局部。

吹鼻 把药物研成细粉，病人自己吸入或由别人吹入病人鼻腔内。

含漱 用漱口药汤清洁口腔咽喉患部的方法。

吹药 将治疗咽喉口腔病的外用散剂用喷药器喷入的一种方法。

扑粉 把药物研成细粉，扑在皮肤上。

导法 把液体药物灌入肠中，或把润滑性的锭剂塞入肛门内，以通下大便。

蜜煎导法 导便法之一。用蜜蜂适量在锅内熬煎浓缩，趁热取出；捻成如小指样二寸长的栓子，塞入肛门内。

猪胆汁导法 导便法之一。用猪胆汁加入醋少量，和匀，灌入肛门内。

塞法 把药粉用棉花或纱布包裹扎紧，或用锭剂，塞于鼻、阴道、肛门内等处，以达到治疗目的。

枯痔法 先用枯痔药物敷在痔核上，然后用枯痔注射剂注射于痔内，使痔核干枯、坏死、脱落而愈的方法。

挂线法 是用药制丝线挂断肛门漏管的方法。其原理是利用线的张力，促使局部气血阻绝，肌肉坏死，以达到切开漏管的目的。对于疮疡溃后形成漏管的也可用挂线法。

结扎法　是利用线的张力，促使患部气血不通，使所要除去的组织坏死脱落，达到治愈的目的，适用于赘疣、痔核等症。

药线引流　药线一般用桑皮纸、丝棉线等，按其实际用途，裁成宽窄长短不同的纸条，搓成线状，外粘药粉或内裹药粉而制成，俗称"纸捻"。将它插入溃疡内部，利用引流作用使脓水外流。

箍口药　是在初起的肿疡周围敷一圈湿润的药泥，使疮形缩小高突，容易化脓和溃破。

掺药　也是外用药。掺药一般是把少量药粉放在膏药中心，贴在肿疡上。

插药　是插入疮内的细药条（药粉加厚糊制成线条），有腐蚀作用。用于死肌顽肉及不知痛痒的疮。

膏药　是贴在皮肤上，利用它所含的各种药物的作用，以治疗疾病。

灵药　是用金石药品经过升华提炼制成的升丹、降丹的总称。

捏脊　多用于治疗小儿消化不良等症。方法是使小儿俯卧固定，医生微屈两手食指，以两食指的前半对准两拇指捏起脊柱下端（尾骶部）正中两侧的皮肤，然后沿脊柱正中线向上移动，边提边捏，直至推进到脊柱上端（颈部）。每次可操作 3 ～ 5 遍不等。

导引　按照一定规律和方法进行肢体运动和呼吸吐纳，以防病健体的方法。

气功　是一种以呼吸、身体活动和意识调整为手段，进行强身健体、防病治病、健身延年为目的的身心锻炼方法。

第三节　方　药

方　即方剂，是按照治疗原则，由多少不等的药物配伍组合而成，并制成一定的剂型，应用于医疗活动。

君臣佐使　方剂的组成，须按照一定的规则进行配伍，就是"君、臣、佐、使"的配合。

君药 是方剂中针对主症，起主要治疗作用的药物，按照需要，可用一味或几味。

臣药 是协助君药起治疗作用的药物。

佐药 是协助主药治疗兼症或抑制主药的毒性和峻烈的性味，或是反佐的药物。分为佐助药、佐制药和反佐药。佐助药，即协助君、臣药以加强治疗作用，或直接治疗次要兼症的药物；佐制药，即制约君、臣药的峻烈之性，或减轻或消除君、臣药毒性的药物；反佐药，即根据某些病证之需，配伍少量与君药性味或作用相反而又能在治疗中起相成作用的药物。

使药 是引导各药直达疾病所在或有调和各药作用的药物。

七方 从方剂组成的不同进行分类，称为"七方"。即大方、小方、缓方、急方、奇方、偶方、复方。

大方 对于邪气强盛、病有兼症的，使用大方。大方有五个特点：药力雄猛；药味多；药量多；量多而一次服完；能治疗下焦重病。

小方 对于邪气轻浅、病无兼症的，使用小方。小方有三个特点：病势轻浅，不必用猛剂；能治上焦病，分量要轻；病无兼症，药味须少。

缓方 适用于慢性虚弱的病证。缓方有六个特点：药味多，互相制约，没有单独直达的力量；用无毒的药物治病，使病邪缓缓除去，免伤正气；药物的气味薄，不要求迅速取得效果；掺用甘药，利用其甘缓的药性，减弱猛烈药物的作用；用丸药缓缓攻逐邪气；用缓和药治本，增进人体的抗病力，疾病自然除去。

急方 是治疗急病重病的方剂。急方有四个特点：病势危急，应迅速救治的；用汤剂荡涤的作用较速；药性剧烈，气味都很雄厚；急则治标的方。

奇方 方剂的药味合于单数的称为"奇方"。奇方有两个特点：方剂只用一种药物；方内药物为超过一味以上的单数。

偶方 方剂的药味合于双数的称为"偶方"。偶方有两个特点：方剂只用两味药配合的；方中药物为超过两味以上的偶数。

复方 以二方或数方结合使用的，称为"复方"。如"柴胡四物汤"，即小柴胡汤合四物汤（柴胡、人参、黄芩、甘草、半夏、川芎、当归、芍药、熟地黄、生姜、大枣），治疗虚劳日久，微有寒热，脉沉而数。

轻方　与重方相对应，单用奇方或偶方。

兼方　把作用不同的药物安排在一方中同用，称为"兼方"。一般以寒药治热证，以热药治寒证。

单方　是简单的方剂，用药不过一、二味，适应不过一、二证，药力专一而取效迅速。

经方　一般把《素问》《灵枢》记载的方剂和张仲景《伤寒论》《金匮要略》的方剂合称为"经方"。

时方　指张仲景以后的医家所制订的方剂。

禁方　即秘方。

十剂　从方剂的功用分类，共分为十类。即宣剂、通剂、补剂、泻剂、轻剂、重剂、滑剂、涩剂、燥剂、湿剂。

宣剂　具有开郁除塞作用的方剂，主要由宣开散郁药物组成。

通剂　由通利药物组成，具有通行气血作用的方剂。

补剂　具有补益作用的方剂。

泻剂　具有降泻、泻下作用的方剂。

轻剂　由轻清升散药物组成，具有解除肌表邪气作用的方剂。

重剂　由重镇药物组成，具有镇静潜降作用的方剂。重可去怯，磁石、朱砂之类。重是质重药能镇坠、镇静；怯是精神紊乱，惊恐健忘。如癫痫病用"磁朱丸"（磁石、朱砂、神曲）治疗。

滑剂　具有通利作用的方剂。

涩剂　以酸敛固涩药物组成，用以治疗气血精液耗散、滑脱等证的方剂。

燥剂　具有燥性的方剂。

湿剂　由濡润滋养药物组成，具有解除津液干枯作用的方剂。

寒剂　寒能去热，即寒药治热证的方剂。

热剂　用温热药物以祛除阴寒痼冷之剂。

升剂　用升提的药物，以治疗气虚下陷的病证。

降剂　用降抑作用的药物治疗上逆之证。

七情　单行、相使、相须、相畏、相杀、相恶、相反的合称。说明中药配伍后药效、毒性变化的关系。

单行　又称"独行"。药物配伍"七情"之一。指方剂中只用一味药物，不需配伍。

相须　两种性味相类似的药物同用，能互相增强作用。

相使　即在性能功效方面有某种共性的药物配合应用，而以一种药物为主，另一种药物为辅，能提高主药物的疗效。

相畏　指药物之间的互相抑制作用，药物毒性或副作用能被另一种药物消减。

相恶　即两种药物合用，一种药物与另一药物相作用而致原有功效降低，甚至丧失药效。

相杀　一种药物能消除另一种药物的中毒反应，称为"相杀"。

相反　指两种药物合用，发生剧烈的副作用甚至可以产生毒性。

十八反　中医学认为有十八种药物合用会产生毒副作用，即甘草反大戟、芫花、甘遂、海藻；乌头反贝母、瓜蒌、半夏、白蔹、白及；藜芦反人参、丹参、沙参、苦参、玄参、细辛、芍药。

十九畏　中药配伍禁忌的一类。如两种药物同用，一种药物受到另一种药物的抑制，减低其毒性或功效，甚至完全丧失功效，称为"相畏"。即：硫黄畏朴硝；水银畏砒霜；狼毒畏密陀僧；巴豆畏牵牛；丁香畏郁金；牙硝畏三棱；川乌、草乌畏犀角；人参畏五灵脂；肉桂畏赤石脂。

引经报使　指某些药物能带引其他药物到达病变部位的作用，好像向导一样，所以称为"引经报使"。

剂　剂型。方剂组成以后，根据病情与药物的特点制成一定的形态。剂有多种，如汤、酒、丸、散、膏、丹、锭、片、露、霜、胶、茶、曲等。

汤液　现在称为"汤剂"，是把药物加水煎成汤，去渣，取汁内服。因为肠道的吸收较快，作用易于发挥，所以常用于新病、急病。

煎　即加水煎煮药物。

饮 汤剂需要冷服的，称为"饮"。

酒剂 将药材用蒸馏酒提取制成的澄清液体制剂。

丸 是把药物研成细末，用蜜或水或糊或药汁等拌和，制成圆球形的大小不等的药丸。它服用便利，吸收较缓慢，药力较持久。

散 分为内服和外用两种。内服散剂是把药物研成粗末或细末。粗末可加水煮服，细末用白汤、茶、米汤或酒调服。外用散剂须把药物研成极细末，用酒、醋、蜜等调敷于患处，多用于外科或五官科。

煮散 把药物制成粗末的散剂，加水煮汤，去渣服用。

膏 分内服外用两种。内服的膏剂，是用药物加水，再三熬煮，滤去渣滓，加入冰糖、蜂蜜等，熬成稠厚的膏，可长期服用。膏剂有补养治疗作用，常用于慢性疾病或身体虚弱者。外用油膏，亦称为药膏，是将蜂蜡加入棉籽油或花生油中，加热熔化，乘热加入药物细粉，不断搅拌，待冷凝即成，多用来外涂皮肤疮疡疥癣等。

丹 一般是指含有汞、硫黄等矿物，经过加热升华提炼而成的一种化合制剂。

锭 把药物研成极细粉末，一般用糊混合后，制成如纺锤、圆锥、长方等不同形状的固体制剂。内服时可将锭捣碎，温开水送服。外用是用醋或麻油等磨汁涂患处。

露 把药物加水蒸馏，收集所得的澄明液体，这就是露。露剂不能长期保存，应及时服用。

胶 用动物的皮、骨、甲、角等加水反复煎煮，浓缩后制成干燥的固体块状物质，多用作补养药。

茶 将药物轧成粗末，制成块状，用沸水泡或煎汁，代茶服用，如午时茶。

曲 把药粉与面粉混合揉和，制成块状，使之发酵，称为曲剂。一般用水煎服，大多能入脾胃而助消化。

冲服剂 是将中药提炼成稠浸膏，加入适量的糖粉、矫味剂等，制成颗粒状散剂，分剂量装入塑料袋或玻璃瓶，封口。服用时加开水冲服。

合剂 是两种或两种以上的药物经水煎，浓缩成一定容量，或药物的提取物以水为溶剂配制而成的液体制剂。

本草　古代指中药，或中药学，或中药学著作。

草药　我国局部地区、某些人群或民间习用，加工炮制欠规范的中药，或指无经典本草记载，在民间按经验方法使用的天然药物。

中草药　中药主要由植物药、动物药和矿物药组成。因植物药占中药的大多数，所以中药也称中草药。

四气　指药物具有的寒热温凉四种品性，是反映药物作用性质的重要概念之一。

五味　指药物因功效不同而具有辛甘酸苦咸等味，既是药物作用规律的高度概括，又是部分药物真实滋味的具体反映。

性味　中药四气五味的统称。

升降浮沉　中药作用的四类趋向性。升是上升，升提；降是下降，降逆；浮是发散，上行；沉是泄利，收敛，下行。

性能　泛指药物的四气、五味、归经、升降沉浮、补泻等特性和功能。

归经　中药作用归属、趋向于某脏腑、经络或特定部位的定位、定向理论。

五色五味所入　古人从五行学说出发，通过五色、五味与五行所属而与脏腑经脉相结合的说法。

气味阴阳　指四气、五味和升降浮沉的阴阳属性。

辛甘发散为阳　辛味、甘味药性发散，其药性属于阳。

酸苦涌泄为阴　涌是吐；泄是泻。酸苦二味的药不仅催吐而且导泻，其性质属于阴。

咸味涌泄为阴　咸味药能催吐润下，其药性属于阴。

淡味渗泄为阳　渗泄是渗利排泄水湿的意思。淡味药能使水湿向下渗利排泄而出，其药性属于阳。

酸咸无升、甘辛无降　古人认为酸、咸味的药性是向里向下，没有"升"的趋向；甘、辛味的药性是向外向表发散，没有"降"的趋向。

寒无浮、热无沉　古人认为寒性药的作用是向里向下，所以没有

"浮"；热性药的作用是向上向外，所以没有"沉"。

五走　指五味所走的脏器。即酸先走肝，苦先走心，甘先走脾，辛先走肺，咸先走骨。

五谷　指稻、黍、稷、麦、菽等五种谷物，泛指粮食。

五宜　五类谷、肉、果、菜在五行学说指导下适合于治疗五脏疾病者，称为"五宜"。

食疗　应用食物对疾病进行治疗或调理，又称为"食治"。

三品　是古代的一种药物分类法。认为没有毒性，可以多服久服不会损害人体，有益寿延年作用的，列为上品；没有毒或毒性不大，可以治病补虚的，列为中品；有毒而不能长期服用，能除寒热邪气，破积聚的列为下品。

大毒、常毒、小毒、无毒　大毒是指药的毒性剧烈；常毒是指药的毒性次于大毒；小毒是指药的毒性小；无毒是指平性药。

煎药　把药物加水煎一定时间，去渣，取汁内服。

先煎　指入汤剂的一些药物需在未入其他药时，先行煎煮，如介壳类、矿石类药物，因质坚而难煎出味，应打碎先煎，煮沸后 10 ～ 20 分钟，再下其他药，如龟甲、鳖甲、代赭石、生牡蛎、石决明、龙骨等；泥沙多的药物如灶心土、糯稻根等，以及质轻量大的药物如芦根、茅根、竹茹等，亦宜先煎取汁澄清，然后用澄清液代水煎煮其他药物。

后下　有些药物煎久宜失去功效，故在其他药物将要煎好时才下，稍煎即可。如薄荷、砂仁、沉香、大黄等气味芳香的药物，借其挥发油起作用，宜在一般药物即将煎好时下，煎 4 ～ 5 分钟即可，以防久煮使其有效成分散发而降低药效。

烊化　胶质、黏性大而且易溶化的药物，如阿胶、鹿角胶、蜂蜜、鸡血藤等，用时应先单独加温熔化，再加入去渣的药液中趁热搅拌，使之充分溶解，以免同煎时粘锅煮焦，且黏附他药，减少药物有效成分而影响疗效。

包煎　为防止煎后药液混浊，减少对咽、喉及胃肠道的刺激，如赤石脂、滑石、旋覆花、蒲黄等，要用薄布将药包好入锅煮。

另炖 有些贵重药，如人参、羚羊角等，为了保护其有效成分不被损失，可将其切成小薄片，隔水炖 2～3 小时，取汁服用。

冲服 将药物加入药液或水中混匀口服的方法。

调服 指凡方剂中的犀角、羚羊角、鹿角、牛黄、朱砂等药，须另制细末，待其他药物煎好后，取药汤少量，调入犀角末或其他药搅匀服下后，再服其余药汤。

送服 服丸剂须用汤水送服。

噙（qín）化 噙是含在口内。噙化是将丸剂或锭剂含在口腔内溶化于口中。

食远服 即距离正常进食时间较远时服药。

空腹服 早晨未进食前服药。

饭前服 进食前约半小时服药。

饭后服 对胃有较大刺激的药宜进食后服用。

临睡前服 病在胸膈有积者，病在左右肋，病在肺，病在膈上者，可临睡前服药。

未发病前服 如疟疾，应在症状未发作前的适当时间服药。

顿服 指将一天的用药量一次服下，以达到最佳的治疗效果。

频服 将汤剂少量多次分服。

温服 即药汤不冷不热时服下。

热服 汤剂乘热服用。

冷服 待汤剂冷却后服药。

忌口 由于治疗的需要，要求病人不能食用某些食物。

炮制 根据中医药理论，按照医疗、调制、制剂、贮藏等不同要求以及药材自身的性质，将药材加工成饮片时所采取的一系列传统制药技术。

炮炙 炮制的古称。

修治 即炮制。

修事 炮制的古称。

治削 指以手工或工具修整药材，达到去除杂质、非药用部分和作用不一致部分，并加工药材形态。

挑拣 除去非药用部分，保留药用部分，如桑螵蛸去梗、牡丹皮去心。

颠簸 用柳条或竹制工具，上下左右振动，除去药材中泥土、灰渣杂质。

筛 为区分药物大小和清除杂质，选用不同孔径的竹筛、铜筛、马尾筛。

刷 刷去药物表面的绒毛、尘土等。

刮 用金属或角质的工具，除去药物表面的非药用部分，如肉桂、厚朴去粗皮，虎骨去筋肉。

捣 用石或铜制的臼和捣杵，用以捣碎或去皮。

碾 多用铁制的药碾子把药物碾成粉末。

镑 用特制镑刀将药物削成薄片，如犀角、羚羊角等。

切 是最常用的方法，如切碎、切块、切丝、切段、切节、切片等。

洗 用水洗去药物表面附着的泥沙或其他不洁物。

漂 用流水或常换水浸漂某些药材，去其毒性、杂质、腥味等。

泡 用水浸泡药物，使之柔软，便于切片。

水飞 即将药物先碾成末，再放在乳钵内加水研细，再加水搅拌，将含有药粉的水倾出，分出药粉，使之干燥，制成极细的粉。

炮 把药物放在高温的铁锅内急炒至药物四面焦黄炸裂，称为"炮"。

煨 用湿纸或面糊包裹药物，放热灰中煨，待湿纸或面糊焦黑为止，剥去纸或面糊，能吸去药物的油质。

炒 将药材放锅中加热，并不断拌炒。

微炒 炒去水分，至药材表面微干，但无显著变化。

炒爆 炒至药材爆裂为度。

炒黄 炒至药材微带黄色，有特殊香气发出为度。

炒焦 将药材炒至表面焦褐，内部深黄。

炒炭 炒至药材全部焦黑色，但中间仍呈黄褐色为度。

烘焙 即用微火对药材加热使其干燥的方法。

烘 是把药物放在烘房或烘柜内，使药物干燥而不焦黑。

焙 是把药物放在净瓦上或锅内焙燥，但不使烧焦。烘的热力比焙要弱一些。

炙 即将药材与液体辅料共炒，使辅料渗入药材之内，也称"合炒"。

酒炙 多用黄酒，个别用白酒。有两种方法，一是先将药材与酒拌匀，再加热炒至微黄；二是先将药材炒至微黄，再将酒喷入微炒。

醋炙 将药物加入一定量醋拌炒的方法。

盐炙 先将盐加水溶化，再与药材同炒，如炙橘核、杜仲等。

姜炙 先将姜捣烂取汁，再与药材同炒，如炙竹茹等。

蜜炙 将药材与蜂蜜拌匀后，再加热同炒，如炙甘草、枇杷叶等。

米泔水炙 用米泔水浸后再炒，如炙苍术等。

羊脂炙 取羊脂与药材同炒，如炙淫羊藿等。

童便炙 取药材与童便同炒，如炙香附子等。

鳖血炙 先将鳖血加少量清水与药材同拌匀后，放置一小时左右，同入锅中炒至变色即可。如鳖血炙柴胡等。

矾炙 先将矾加水溶化，喷入炒热的药材中，再同炒至干。

烧存性 把植物药制成炭剂，要烧到外部枯黑、里面焦黄为度，使药物一部分炭化，另一部分仍能尝出原有的气味，这就是存性。

去火毒 是除去膏药中的火毒。膏药熬成后，如果立即摊涂贴在皮肤上，能刺激皮肤，轻的发痒，重的起水疱，甚至溃烂，称为火毒。所以须先去火毒，才能贴用。去火毒是将刚熬成的膏药浸泡在凉水内几天。

蒸 将药物放在蒸笼中蒸熟，以便于制剂。

蒸露 有些药物通过蒸馏法而制成药露，如金银花露、藿香露、薄荷露等。

炖 将药材与辅料同入金属罐内，密封，在开水锅中加热，如酒炖地黄、大黄等。

煮 将某些药物放在清水内或液体辅料内略煮，可减弱其毒性或使药物纯净。

淬 把药物用火烧红后，立刻投入水内或醋内，这样反复多次。此法又称"煅淬"。矿物类药物如磁石、代赭石、自然铜等多用此法。

熬 用小火慢煮。

去油 其目的在于减低药物的烈性或毒性。有的药物用煨法去油，如肉豆蔻；有些可放在吸水纸内压榨去油，如巴豆；有些可用炒法去油，如乳香、没药。

制霜 ①种子类药材去油后的粉末，如巴豆霜、苏子霜、杏仁霜等；②某些药材析出的结晶体，如柿霜；③某些动物药去胶后的骨质粉末，如鹿角霜。

制绒 将药材的纤维捣成绒状，使其易于点燃。

乳细 把药末放在乳钵内研极细，点眼药和吹喉药等都可在乳钵内研极细。

擘（bāi） 某些药物在煎煮前应先用手擘破，使其容易煎出药味。

饮片 药材经过加工处理后，成为片、丝、块、段等形式，便于煎汤饮服。

等分 等是相等，分是分量。等分即方剂中各个药物的用量相同。

文火 指火力小而缓，微火、慢火属于文火。

武火 是火力大而猛，紧火属于武火。煎煮药物时须按需要而使用不同火力。

米泔水 即淘洗食米的水，可供炮制药用。

甘澜水 即把水放在盆内，用瓢将水扬起来，倒下去，如此多次，水面上有无数水珠滚来滚去便是。

阴阳水 即一半凉水与一半沸水混合，主要用作调药或作药引子。

第七章 内科、儿科病证

第一节 时 病

时病 又称"时令病"，指一些季节性发生的疾病，如春季的春温、夏季的泄泻、秋季的疟疾、冬季的伤寒等。

时行 时病中有不少病带有传染性和流行性，古代称为"时行"。如果引起大流行时，则称为"天行"或"天行时疫"。

证候 是由若干症状综合构成的，可以说是症状的复合。

证 疾病发生和演变过程中某一阶段病理本质的反映。一证之中可包括多种证候。

病候 疾病外候的总称，指疾病反映出来的现象，包括症状和体征。

阴病 指三阴经的病或为一般虚证、寒证的统称。

阳病 指三阳经的病或为一般实证、热证的统称。

卒病 指突然发病，或指新得的病。

伤寒 ①感受寒邪引起的外感热病的统称；②泛指外感热病。

太阳中风 指太阳经感受风邪，是太阳表证的一个证型，主要症状有头项强痛、恶风、发热、汗出、脉浮缓等，属表虚证。

病温 指所患的病证是属温邪性质。

温病 温邪引起的急性热病的总称。

热病 指一切外感热病与内伤发热疾病。

风温 感受风温病邪而发生的一类急性热病，多见于春季。

春温 伏气温病的一种，系冬受寒邪，伏至春季所发的温热病。

暑病　暑为六淫之一，是夏季的主气。凡夏天感受暑热邪气而发生的多种急性热病，统称为"暑病"。

阳暑　指夏季在烈日下工作或长途奔走，感受炎热曝晒而发病的伤暑证。

阴暑　指夏季因气候炎热而吹风纳凉，或饮冷无度，中气内虚，以致暑热与风寒之邪乘虚侵袭而为病。

伤暑　又称"感暑"。是指夏季伤于暑邪，出现多汗身热、心烦口渴、气粗、四肢疲乏、小便赤涩等证候。

冒暑　指一般的伤暑证。感受暑邪之后，邪阻肠胃发而为病。

暍（yē）　即中暑。

暍暍　形容热性病的热气极盛。

中暑　指在夏季炎热气温中因为中于暑邪而发生的病证。

暑温　指夏季感受暑邪而发病的热性病。

暑风　暑温病，因热盛而出现昏迷抽搐症状的，称为"暑风"或"暑痉"。

暑厥　指中暑患者出现神志昏迷、手足厥冷至肘膝部。

暑热证　感受暑热之邪，以壮热汗出、口渴多饮、心烦头晕、小便短黄、舌红、苔黄干、脉洪大等为常见症的证候。

暑秽　感受暑湿秽浊之气而发的病证。

暑瘵（zhài）　指感受暑热而突然咯血咳嗽，状似"痨瘵"的病证。

疰（zhù）夏　或称为"注夏"。本病因有明显的季节性，每在夏令发病，故名。好发于幼弱儿童。发病原因一般是由于体质娇嫩、脾胃虚弱或阴气不足所致。

湿温　是长夏（农历六月）季节多见的热性病。因感受时令湿热之邪与体内肠胃之湿交阻，酝酿发病。

湿病　泛指因湿而引起的疾病。

秋燥　指秋季感受燥邪而发生的疾病。

凉燥　指感受秋凉燥气而发病，即秋燥之偏于寒者。

温燥　指感受秋天亢旱燥气而发病，即秋燥之偏于热者。

冬温 指冬季感受反常气候（冬应寒而反温）而发生的热性病。

温毒 指感受温热时毒而发生的急性感染，即所谓"诸温夹毒"。

温毒发斑 温毒症状之一。由于温热之毒内蕴肺胃，充斥三焦，波及营血，透发于肌肤为斑。

温疫 又称"瘟疫"。是感受疫疠之邪而发生的多种急性传染病的统称。其特点是发病急剧，病情险恶，有强烈的传染性，易引起大流行。

风寒感冒 本病由于感受风寒邪气而发病。

风热感冒 本病由于感受风热邪气而发病。

新感温病 指四时中感受外邪，随感随发的温病。

伏气温病 或因感受外邪后，因邪轻未能随即构成发病条件，蕴伏于里；或因内有积热，到了一定时间，感受时邪，内伏的郁热自里透出，均称为"伏气温病"。

两感 指阴阳两经表里同病，又称"伤寒两感"。

晚发 "伏气温病"的别称。指春秋季末期所发生的里热证候较重的温热病。

阴阳交 系阳邪交入于阴分，消耗阴气所致病，属危重证候。

恶寒 即怕冷畏寒之意。

憎寒 由于热邪内伏，阳气被阻，不能透达所致的一种外有寒战、内有烦热的症状。

寒热往来 指恶寒时不发热、发热时不恶寒，恶寒与发热交替出现，定时或不定时发作的情况。

寒栗鼓颔 指因恶寒而全身发抖，上下齿不断地叩击的样子。

淅淅恶寒 形容病人恶风寒时好像被冷水喷洒在身上，或被雨水所淋的感觉。

振寒 形容发冷时全身颤动，即冷得发抖的意思。

发热 体温升高，超出正常范围；或虽体温正常，但自觉身热不适的表现。

外感发热 指感受六淫之邪或温热疫毒之气，导致营卫失和，脏腑阴阳失调，出现病理性体温升高，伴有恶寒、面赤、烦躁、脉数等为主要临床表现的一类外感病证。

内伤发热 因劳伤引起，以低热而多间歇、起病缓慢、病程较长为主要表现的疾病。

恶热 即发热而怕热的意思。

潮热 发热如潮水一样有定时，每天到了一定时候体温就升高。

阴虚潮热 因体内阴液不足的，多见入夜即发热盗汗。

湿温潮热 因阳气受湿邪所遏制的，可见午后发热。

日晡（bū）潮热 因热邪下结于肠，每天下午 3 时至 5 时体温升高，或热势加重的表现。

劳热 指各种慢性消耗性疾病中出现的发热现象，如五劳七伤所产生的虚热。

灼热 形容发热较高的情况，用手抚患者的皮肤，即有灼手的感觉。

烦热 由于里热过盛，气阴受伤所致发热，同时又有心烦，或烦躁而又闷热的感觉。

壮热 指实证出现的高热，一般属温病在气分的热型。

暴热 指突然发生的高热，都属于实热证，多见于急性传染性疾患。

身热不扬 形容受湿邪阻遏的一种热象，其特点是体表初扪之不觉很热，但扪之稍久则觉灼手。

阴热 指慢性消耗性疾病的低热，即内伤的阴虚发热。

疟疾 古代统称"痁疟"，以寒战、壮热、出汗、定期发作为特征。

风疟 因夏季阴暑内伏，复感风邪而发的一种疟疾。

温疟 内有伏邪，至夏季感受暑热而发的一种疟疾。

瘅（dān）疟 由于感邪后里热炽盛而发疟疾。

暑疟 因暑邪内郁，再感秋凉之气而诱发的一种疟疾。

疫疟 凡疟疾在一个地区引起流行，互相传染，病情较重的，称为"疫疟"。

瘴疟 因感受山岚瘴气而发的一种疟疾。

湿疟 此种疟疾是久受阴湿，湿邪伏于体内，因触冒风寒而诱发。

寒疟 因寒气内伏，再感风邪而诱发的一种疟疾。

牡疟　此种疟疾多因平素元阳虚弱，邪气伏于少阴而致。

痰疟　较重型疟疾。临床表现为发作时寒热交作，热多寒少，头痛眩晕，痰多呕逆，脉弦滑。严重者可出现昏迷抽搐，类于脑型疟疾。

食疟　因饮食停滞，再感受外邪而诱发的一种疟疾。

虚疟　由于平素元气虚弱，再感疟邪而发病。

劳疟　因疟疾日久而使身体虚弱，将成虚劳，又称"疟劳"。

三阴疟　即三日疟。由于元气内虚、卫气不固、病邪深入，每隔三天发作一次，因邪气潜伏于"三阴"，故名。

疟母　疟疾久延不愈，致气血亏损，瘀血结于胁下，并出现痞块，名为"疟母"，类似久疟后脾脏肿大的病症。

痢疾　以腹痛腹泻，里急后重，大便下脓血为主要表现的疾病。

滞下　形容大便次数增多，虽急欲排便，但不能通畅，肛门重坠，如有物阻滞的感觉。

肠澼（pì）　形容肠内有积滞，排便时澼澼有声。本病为夏秋季常见的肠道急性传染病。

白痢　湿热毒邪滞于气分，下痢白色如鼻涕样的黏液，或如鱼脑者，称为"白痢"。

湿热痢　痢疾证候类型之一。因脾胃湿热内蕴，胃不消导，脾失健运，湿热夹滞所致。

赤痢　若湿热毒邪盛于血分，伤及肠络，下痢纯血者，又称"血痢"。

赤白痢　若病邪伤及气血，肠中气滞，肠络损伤，下痢赤白相兼，脓血相杂，腹中绞痛，排便次数频多，称为"赤白痢"。

疫毒痢　痢疾证候类型之一，或因患者体质素虚，或因毒疠过盛，致疫毒深滞肠胃，易入营血，有较强的传染性，类似中毒性痢疾。

寒痢　因炎热贪凉，过食生冷不洁之物，寒气凝滞，脾阳受伤所致。

寒湿痢　痢疾证候类型之一，因脾胃阳虚，湿浊内阻所致。

暑痢　因夏天感受暑热，内夹积滞，伤于肠胃所致。

气痢　有实证和虚证之分。实证为粪便如蟹沫稠黏，有里急后重感，腹胀，大便时排气多，其气臭秽，或兼肠鸣、小便不利等，是由于湿热郁滞、气机不得宣畅所致。虚证为腹胀排气时大便即随之而下，是由于中气下陷、肠虚不固所致。

休息痢 下痢屡发屡止，日久不愈，故名。

久痢 痢疾日久不愈，又称"迁延痢"。多因脾肾虚弱，中气不足所致。

水谷痢 因脾胃气虚，不能消化水谷所致。以腹中微痛，粪便中杂有食物残渣与脓血为特征。

五色痢 痢疾，脓血粪便中杂有多种颜色，故名。

风痢 因内伏风邪，伤于脾胃所致。

噤（jìn）口痢 痢疾，饮食不进或呕不能食者，称为"噤口痢"。

里急后重 痢疾的主要症状之一。大便前腹痛，欲大便时迫不及待，称为"里急"；大便时窘迫，但排出时不畅，肛门有重坠的感觉，称为"后重"。

虚坐努责 形容某些肠道和肛门的疾病，便意频繁，但却排不出大便的现象，多因邪滞气虚所致。

泄泻 大便稀薄，时作时止，称为"泄"；大便直下，如水倾注，称为"泻"。

湿泻 因水湿阻于胃肠，脾虚不能制水所致，又称"洞泻"或"濡泻"。

暑泻 热泻的一种，因感受暑热之邪所引起。

热泻 因热迫大肠所引起，亦名"火泻"。

寒泻 由于内脏虚寒所致。

食泻 因伤食而致泄泻。

虚泻 由于脾肾阳虚，泻下日久所致。

鸭溏 即"寒泻"。形容泻下的大便水粪相杂，色青黑如鸭粪，小便清，脉沉迟。此属寒湿之证，因脾气虚、大肠有寒而致。又称"芒溏"或"鹜（wù）泄"。

飧（sūn）泄 系肝郁脾虚，清气不升所致。临床表现为大便泄泻清稀，并有不消化的食物残渣，肠鸣腹痛，脉弦缓等。

五更泄 由于肾阳虚，命火不足，不能温养脾胃而致每天黎明之前即腹泻，故又名"晨泄""肾泄"。

暴注 突然剧烈腹泻，如水倾注，故名。泄泻时量多，急暴而下，故又称为"暴迫下注"。多由于热迫大肠所致。

注下 是形容泄泻患者大便如水样向下倾注的情况。

下迫 是形容急欲大便但又排便不畅的窘迫之象。

胁热下利 是指里寒夹表热所引起的泄泻。

下利清谷 指泻下的粪便如清水，伴有未消化的食物残渣，无粪臭味，并有恶寒肢冷、神倦脉微等脾肾阳虚症状。

霍乱 由于胃肠挥霍撩乱而致上吐下泻并作的病。

霍乱转筋 上吐下泻，失水过多，以致两小腿不能伸直，称为"霍乱转筋"。

胃实 证候名，指胃肠积热、热盛津伤、胃气壅滞不通的证候。

胃家实 指邪热结于阳明、津液受伤所出现的证候。

燥矢 指干燥硬结的粪便。

胃中燥矢 "胃中"指肠道，胃肠道实热内结，津液受邪热煎灼消耗，故肠中大便燥结。

热结旁流 指在发热性疾病过程中，数日不大便，腹部胀满疼痛，从肛门内有稀臭类水流出而不见燥尿泻出的表现。

寒结 由于寒气袭于肠道导致大便秘结。

风秘 因风邪（燥伤津液）而见大便秘结症状。

发黄 由于各种不同原因引起遍身皮肤或眼巩膜黄染的症状。

黄疸 因脾胃湿邪内蕴，肠胃失调，胆液外溢而引起身黄、目黄、小便黄。

瘟黄 本病是由于感受湿热时毒，毒盛化火，深入营血所致。类于急性黄疸型传染性肝炎等。

急黄 本病是因脾胃素有积热，湿热之毒炽盛，灼伤津液，内陷营血，邪入心包所致，是阳黄的重症。

谷疸 黄疸类型之一，因饱食失节、饥饱不匀、湿热、食滞阻遏中焦所引起。

酒疸 黄疸类型之一，因酒食不节，以致脾胃受伤，运化失常，湿浊内郁生热，湿热交蒸而成。

女劳疸 黄疸类型之一，因房劳醉饱而致气血两虚，浊邪瘀阻。

黄汗 见汗出沾衣，色如黄柏汁，故名。

麻疹 俗称"痧子"，是小儿常见的一种传染病，是由于感受时邪疠毒所引起，病毒侵袭肺胃。

白喉 小儿易发的急性传染病之一。本病因疫疠之气从口鼻而入，侵犯肺胃二经，化燥化火，上熏咽喉所引起。

烂喉痧 是一种急性传染病，多发于冬、春两季。以咽喉疼痛腐烂，肌肤发生红色疹子（丹痧）为主症，故又称为"烂喉丹痧"，即猩红热。

阴阳毒 为感受疫毒，内蕴咽喉，侵入血分的病症。分阳毒和阴毒，病情均属危重。

阳毒 热壅于上，以面赤斑斑如锦纹、咽喉痛、吐脓血为主要症状。

阴毒 邪阻经脉，以面目青、身痛如被打伤、咽喉痛为主要症状。

大头瘟 温毒的一种。由于感受风温时毒，入侵肺胃而发病。以头面红肿或咽喉肿痛为特征。

痄（zhà）腮 以一侧或先后在两侧腮腺部位肿胀，边缘不清，按之柔韧感，并有疼痛和压痛为主症，即流行性腮腺炎。又称为"腮肿"。

发颐（yí） 指发生于腮、颔部位的一种化脓性感染，虽与痄腮相似，但本病多继发于伤寒、温病、麻疹的后期。

百日咳 以有明显的阵发性、痉挛性咳嗽而病程长为特征。系儿童感受时邪、痰浊阻滞气道、肺气不畅所致，因其有传染性，易引起流行，故又称为"疫咳"。

百晬（cuì）嗽 指婴儿百日内发生咳嗽痰多、睡眠不定的病证，又称为"乳嗽"。

痘疮 本病以皮疹形态而命名，即现在所称的天花病。

痧气 夏秋之间，因感受风寒暑湿之气，或接触疫气、秽浊之邪，阻塞于内，出现腹痛闷乱的一种病证。因痧气胀塞胃肠，壅阻经络，故又称为"痧胀"。

风痧 又称为"风疹"。因感染风热时邪，郁于肺胃而发于肌肤的病症，是小儿常见病。

白疹 湿温病过程中，在颈、项、胸、腹等处皮肤所出现的一种细白水疱，状如水晶，破之有淡黄色浆液流出，因其色白晶亮，也称为"白晶"。

斑疹 点大成片，色红或紫，抚之不碍手的称为"斑"，多由热郁阳明，迫及营血而发于肌肤；其形如粟米，色红或紫，高出于皮肤之上，抚之碍手的称为"疹"，多因风热郁滞，内闭营分，从血络透发于肌肤。

瘾疹 即荨麻疹，是常见的过敏性疾病。皮肤出现大小不一的风团，小如麻疹，大如豆瓣，成块成片出现。

神昏 即神志昏迷不清。是邪热内陷心包，或湿热、痰浊蒙蔽清窍所出现的症状。

瞀（mào）瘛（chì） 瞀，指视物模糊昏花；瘛，指手指筋脉拘急抽搐。多由于火热上扰心神，引动肝风所致。

闷瞀 系眼目昏花，视物不明，同时又觉烦乱不安的证候。多由于痰热湿浊交阻于内，或因热毒炽盛所致。

谵妄 由于里热过盛或痰火内扰等原因，以致意识模糊、胡言乱语、有错觉幻觉、情绪失常，或有兴奋激动等症状。

神不守舍 病邪犯心或精神刺激过度出现的神志异常，均可称为"神不守舍"。

如丧神守 形容神志昏乱不安，多为热盛于内所表现的证候。

躁狂 狂乱不安，手足躁扰，是神志失常的一种证候。

烦躁 胸中热而不安称为"烦"，手足扰动不宁称为"躁"。

懊侬（ào náo） 即胸膈间自觉烧灼嘈杂感的症状。因病位在胸膈心窝部位，故又称为"心中懊侬"。

心烦 即心中烦闷。多由于内热所引起。

心愦愦（kuì） 愦，烦乱之意。形容心中烦乱不能自主的症状。

内烦 指内热（实热或虚热）而引起心胸烦闷的症状。

阴躁 即阴寒极盛所致的躁扰、神志不安的证候，多属危重之症。

循衣摸床 形容神志昏迷的病人用手摸弄衣被，或抚摸床缘的症状。见于热伤心神，邪盛正虚的危候。

撮（cuō）空 指患者意识不清，两手伸向空中，像要拿东西样的症状。

撮空理线 患者意识不清，两手向上，拇指和食指不断地捻动，称为"撮空理线"。这是病重元气将脱的表现。

蓄血证 伤寒太阳腑证的一种证候，主要表现为身热，神志如狂，少腹胀满，拘急不舒，小便自利。

痉病 热性病过程中出现的以背强反张、口噤不开为主要临床表现的病证。

项强 指头部后项的肌肉筋脉牵引不舒的症状。

项背强直 头项和背部的肌肉经脉俱有拘急不舒、不能自如俯仰转动之感。

角弓反张 病人的头项强直，腰背反折，向后屈曲如角弓状，可见于惊风、破伤风及多种病因所致的脑炎、脑膜炎等。

转筋 俗名"抽筋"，多指腓肠肌挛急。

拘急 指四肢拘挛难以屈伸的症状，多由于风邪所致。

收引 指筋脉挛急，关节屈伸不利，多由于寒邪所致。

眴（rún） 指眼皮掣动，也作肌肉跳动之意。

身眴动 即身体的肌肉掣动。

筋惕肉眴 指肌肉不自主抽掣跳动。

但欲寐 即一种朦胧迷糊、似睡非睡、似醒非醒的状态。多见少阴病心肾两衰，气血虚弱。

目中不了了 形容看东西时模糊不清，是由阳明腑热过盛，津液受伤，邪热上蒸所引起的症状。

眴（xuàn）目 指眼睛转动不定，即眼目昏花发黑的症状。

不能眴 "眴"指眼球转动。"不能眴"指眼睛凝视不能转动之意。

目瞑 指眼睛闭着不想睁开。

视歧 即看东西时把一物看成两物，属肝肾阴精亏损的病变。

戴眼　指目睛上视而不能转动，为太阳经的经气衰竭，是病在危重阶段所出现的一种脑神经症状。

瞳子高　指目睛上视，为太阳经的经气不足之证，是一种脑神经症状。

结胸　指邪气结于胸膈的病证。

小结胸　结胸证类型之一。多由于痰热互结所致。

大结胸　结胸证类型之一。是太阳表证未罢而误用下法，出现自心下至少腹硬满而痛、痛不可近的证候。

血结胸　结胸证类型之一。是由邪热与血结聚胸脘所致。

寒实结胸　结胸证类型之一。水寒互结于胸膈，以胸腹胀满疼痛、手不可近、形寒、脉沉紧等为常见症。

胸下结硬　胸膈间胀满痞硬而疼痛的症状。

胸胁苦满　即胸胁部满闷不舒，是足少阳胆经气机郁滞的主症。

少腹硬满　指脐以下部位坚硬胀满的症状。

胸闷　多见于湿热或痰湿之邪等阻滞中焦，邪气扰及胸中，出现胸膈烦闷不舒的症状。

痞　是胸腹间气机阻塞不舒的自觉阻塞满闷为主的症状。

心下满　指胃脘部痞闷胀满。

心下急　指胃脘部急迫微痛、胀满不舒的感觉。

支膈　自觉胸膈下有气阻塞的不适感。

心下支结　胃脘间自觉好像有东西梗阻似的，烦闷不舒，不硬不满的一种症状。

脐下悸　指下腹部搏动不宁的一种症状，多由于下焦平素有水停蓄，当外感病发汗不当，肾气受伤，水气冲逆时则可出现。

脏结　指病人胁下素有积聚痞块，并连至脐旁，疼痛牵引到少腹的病证。

第二节 内科病证

杂病 通常指外感病以外的内科疾病。

宿疾 指旧有的病，又称久病，与新病相对而言。

痼疾 指久治不愈的比较难治的慢性疾病。

咳嗽 有声无痰称为"咳"，因痰作咳称为"嗽"。临床上习惯把有痰而有声的咳，统称为"咳嗽"。

干咳 指无痰的呛咳。

燥咳 系由于燥邪耗伤肺津引起的咳嗽，表现为干咳少痰。

痰咳 以咳声重浊，痰多且易咳出，痰出则嗽止为临床表现。

暑咳 系感于暑邪，暑气伤肺而咳。

五脏六腑咳 咳嗽是肺脏有病的一个症状。五脏六腑有病时，病气影响到肺也会引起咳嗽。同时咳嗽过久也可以影响其他脏腑功能。

心咳 指咳时心胸部疼痛，喉头似有物梗阻，甚则咽喉肿痛的证候。

肝咳 指咳时牵引两胁疼痛，甚则躯体不能转侧，转侧则两胁部胀满的证候。

脾咳 指咳时右胁部疼痛，且牵引到肩背，甚至不可动，动则咳嗽增剧的证候。

肾咳 指咳时腰背相引而痛，甚则唾涎的证候。

胃咳 指咳时会呕吐，呕得厉害时甚会呕出蛔虫的证候。

肺咳 指咳时喘息有声，甚至咳出血的证候。

胆咳 指咳嗽时会呕吐出胆汁或青色苦水的证候。

小肠咳 指咳嗽时会放屁，咳、屁同时出现的证候。

大肠咳 指咳嗽时会出现大便失禁的证候。

膀胱咳 指咳嗽时会出现小便失禁的证候。

三焦咳 指咳嗽时肚腹胀满而不欲饮食的证候。

寒痰 以痰质清稀色白的痰为特征。

燥痰　以痰质稠黏、量少，或带血丝为特征。

伏痰　又称"宿痰"，指水饮由于内热的煎熬而成的痰，停留在膈间较久而得名。

痰火　指无形之火与有形之痰煎熬胶结贮积于肺的病证。

痰积　由于痰阻气滞，湿浊凝聚于胸膈间所致胸膈痞满隐痛、痰涎咳不出、涕唾稠黏、吞咽梗阻、头晕目眩、腹中有硬块等症。

水饮　指脏腑病理变化过程中的渗出液。水和饮的区别是，稀而清者为"水"，稀而黏者为"饮"。

四饮　指痰饮、悬饮、溢饮、支饮四种饮证。

痰饮　指多种水饮病的总称，泛指体内水液转输不利，停积于体腔、四肢等处的一类疾病。

悬饮　指水饮停留在胁肋部。因其上不在胸中，下不及腹中，故名。

溢饮　指水液滞留于皮肤及皮下组织，与一般所谓水气病相同。

支饮　指痰饮、水气停留于胸膈胃脘部位的病证。

留饮　指长期滞留不行的水饮。

伏饮　指饮邪伏匿体内，或留饮去而不尽，潜伏为患的病证。

哮喘　"哮"是指喉间声响而言，开口闭口皆有痰声；"喘"是指呼吸而言，气息迫促，升多降少。哮在发作期间，每与喘促相兼，而喘则未必兼哮。

哮症　以呼吸时伴有喘鸣声（呷呀声）为特征。

喘症　以呼吸急促，甚至鼻翼扇动，或张口抬肩不能平卧为其特征。

喘急　或称"喘促"，形容气喘时呼吸急促之状。

喘鸣　指喘气时喉间有痰鸣声。

肺闭喘咳　此症多见于小儿，是外邪壅阻于肺，肺气郁闭不宣，而出现发热、气急、咳嗽，甚至鼻翼翕动、颜面苍白、口唇发绀等病症，类似于肺炎。

少气　即气息低微，说话时感觉气不够用，懒言，倦怠，脉弱。多因中气不足、肺肾两虚所致。

短气　即呼吸短促而不相接续之意。

上气　指呼多吸少，气息急促，是肺经受邪、气道不利的证候。

咳逆上气 指肺气上逆而见咳嗽气喘的病证。

下气 气由肠道中泄出者，俗称"放屁"。

息高 指呼气多而吸气少的喘迫现象，是肺气将绝，真阳涣散的虚脱证候。

肩息 指呼吸困难，抬肩以助呼吸的状态。哮喘病人或其他原因引起缺氧时均可出现这种情况。

鼻掀（xiān）胸挺 形容小儿喘咳、呼吸困难的状态。

肺胀 即肺气胀满，泛指喘咳胸满的病证。可见于肺炎、急性气管炎、支气管哮喘、肺气肿合并感染等疾患。

肺痿 发生于肺脏的慢性虚损性疾病的慢性衰弱疾患。

肺痈 是肺部发生痈疡、咳唾脓血的病证，类于肺脓疡、肺坏疽等疾患。

虚劳 即五脏诸虚不足而产生的多种疾病的概括。

痨瘵（láo zhài） 指具有传染性的慢性消耗性疾病，或称"肺痨"，类于肺结核。

痨疰（zhù） 痨瘵的别称，形容痨瘵患者的病程长，又能传染他人。

心劳 五劳之一，由于耗损心血所致。主要症状有心烦失眠，心悸易惊。

肝劳 五劳之一，由于精神刺激，损伤肝气所致。主要症状有视物不明，两胁引胸而痛，筋脉弛缓，活动困难。

脾劳 五劳之一。主见肌肉消瘦，四肢倦怠，食欲减少，食则胀满，大便溏泄等。

肺劳 五劳之一，由于肺气损伤所致。主要症状有咳嗽、胸满、背痛、怕冷、面容瘦削无华、皮毛枯槁等，即肺结核。

肾劳 五劳之一，由于性欲过度损伤肾气所致。主要症状有遗精、盗汗、骨蒸潮热，甚则腰痛如折、下肢痿弱不能久立等。

干血劳 多见于妇女，系血枯血热积久不愈，肝肾亏损，新血难生所致。

骨蒸 属虚劳病的一种证候。形容阴虚潮热的热气自里透发而出。患者发热，虽体温未必很高，但主观感觉蒸蒸而热，精神疲惫，形容其发热自骨髓透发而出，故名。

冷劳　妇女虚劳病之属于阴寒证者。多因气血不足、脏腑虚寒所致。

六极　指六种劳伤虚损的病证。如"血极"则发堕善忘；"筋极"则拘挛转筋；"肉极"则肌削萎黄；"气极"则短气喘急；"骨极"则齿浮足痿；"精极"则目暗耳聋。

风消　因情志郁结而形体瘦削的一种证候。

心悸　是自觉心跳悸动不安的病证，多因心血不足、心阳虚弱、肾阴亏损，或因水饮上犯、瘀血痰火所致。

怵惕（chù tì）　指受恐惧刺激而引起心跳不安。

心动悸　指心脏较剧烈的跳动，不但患者自觉心悸，严重者从外观亦可觉察其搏动，所谓"其动应衣"。

心中憺憺（dàn）**大动**　形容心脏剧烈跳动，有空虚感。

真心痛　类似心绞痛。主要症状为心前区发作性绞痛，常兼有心胸憋闷感。

自汗　指白天不因劳动、厚衣或发热而汗自出的一种症状。多因肺气虚弱、卫阳不固所致。

盗汗　指夜间入睡后不自觉地汗出，醒后汗止的一种症状。多因阴虚内热、迫汗外泄所致。

骨蒸盗汗　由于骨蒸、潮热、盗汗等常常并见，所以相提并论。

大汗　指汗出过多的现象。

额汗　指头额出汗而身上没有汗出的症状。

漏汗　指表证发汗太过，以致阳气受伤，卫虚不固，汗液漏出不止的现象。

汗出漐漐（jí）**然**　漐，水外流之意。形容汗出连绵不断。

战汗　即先恶寒战栗而后汗出的症状。为正邪剧争所致，是疾病转属的转折点。

脱汗　又称"绝汗"，指病情危重，阳气欲脱时，汗出淋漓不止如珠如油的症状。可见于休克、心力衰竭等。

汗出如油　指疾病垂危时，汗出不止，且汗的性状如油样黏腻，见于亡阳虚脱，如中风脱证等。

热汗　因风邪化热或内热蒸迫所致发热时的出汗。

冷汗　指畏寒、肢冷而汗出。

心汗　指心前区（包括前胸正中部位）一片出汗独多的症状。

阴汗　指外生殖器、阴囊及其周围经常出汗较多的症状，汗味腥臭，多由下焦湿热引起。

眩晕　以头晕、目眩为主要表现的疾病。

徇蒙招尤　徇蒙，突然目眩而视物不清；招尤，头部动摇不定。二者经常并见，指头晕眼花的症状。

郁冒　指郁闷眩晕，甚则发生一时性昏厥，但旋即可自行苏醒。

颠疾　泛指头部的疾病，也多指各种头痛。

瘀血头痛　因久病气滞血瘀或因外伤后遗所致，以痛有定处为特征。

肝厥头痛　因肝气失调而引起的一类内伤性头痛症。

头摇　头部摇动、颤动的一种症状。

头风　指头痛日久不愈、时发时止，甚至一触即发的病证。

真头痛　头痛剧烈难忍，连脑户尽痛，手足厥冷至肘膝关节以上。

偏头痛　一种发作性的头痛证。临床表现以头痛剧烈为主，但其痛处相对固定，偏于左或右侧。

雷头风　头痛时自觉雷鸣之声，头面起核，或肿痛红赤。由湿毒郁结于上所致。

脑风　风邪上入于脑所引起的病证，属头风一类疾患。

头重　头部自觉重坠的症状，并有被布带裹扎之感。

癫狂　癫和狂都是精神错乱的疾病。癫，表现为抑郁状态；狂，表现为兴奋状态。

痫证　是一种发作性神志异常的疾病。其特征为发作时突然昏倒，口吐涎沫，两目上视，四肢抽搐，或发出如猪羊的叫声，醒后除感觉疲乏之外，一如常人，往往不定时地发作，俗称"羊痫风"。

阳痫　痫证偏于实热的一种类型。一般病人体质比较壮实，发作急骤，卒倒啼叫，抽搐吐涎，牙关紧闭，两目上视，身热，脉弦数。也是小儿急惊风的别称。

阴痫　痫证偏于虚寒的一种类型。一般病人体质较弱，或痫证反复发作，正气渐衰，痰结不化。发作时症见面色苍白，呆滞无知，不动不语，身冷，脉沉弦。也是小儿慢惊风的别称。

风痫　痫证发作时头强直视，不省人事，甚至牙关紧闭。多因肝经积热所致。

惊痫　指因受惊而得的痫病。

肺痫　由肺虚受邪，伤及肝肾所致的一种痫证。发作时面色灰白，目睛上视，惊跳，颈项反折，手松开，张口吐舌，声如羊叫等。

食痫　多见于小儿由乳食所伤而诱发。

酒悖　酗酒后胡言妄动的状态。

脏躁　以精神抑郁，心中烦乱，无故悲伤欲哭，哭笑无常，呵欠频作为主要表现的情志疾病。

百合病　以神情恍惚，行、卧、饮食等皆觉不适为主要表现的神志疾病。

喉吤（jiè）　即喉中如有芥蒂状物阻塞的症状。

郁证　指情志不舒，气机郁结所引起的一类病证。

齘（jiè）齿　睡眠时上下齿摩擦有声的症状。多由胃热或虫积所致。

不得眠　难以入睡，或睡而不熟。

中风　以突然昏仆、半身不遂、言语不畅或失语、口舌㖞斜、偏身麻木为主要表现，多指脑血管意外等疾患。

中脏　中风证候类型之一。临床以卒倒昏迷为特征，分闭证、脱证两类。闭证又分阳闭、阴闭。

中腑　中风证候类型之一。表现为猝然昏倒，苏醒后出现半身偏瘫、口眼㖞斜、语言困难，或痰涎壅盛、不能语言、二便失禁或闭阻等证。

中络　中风证候类型之一。病在络脉，出现口眼㖞斜、肌肤麻木等症，或伴有头晕、头痛等。

中经　中风证候类型之一。病在经脉，不昏倒而出现半身偏瘫、手足麻木、口多痰涎、语言不流利、脉多弦滑等症。

㖞（wāi）僻不遂 口眼㖞斜，肢体不能随意运动的症状。

半身不遂 指一侧肢体偏瘫或不能随意运动。

风痦（yì） 指由痰火闭塞所致猝然昏倒，舌强不能言，喉中有阻塞感和痰鸣音。

四肢不用 四肢痿软，失去活动能力的症状。

身不仁 身体肌肤麻木，失去各种皮肤感觉的症状。

暴仆 猝然昏仆的症状，常见于中风、癫痫、厥证等病。

僵仆 身体不自主地直挺倒地。

眴（xuàn）仆 因眩晕而昏倒的症状。

直视 指患者在神志不清的情况下，两眼向前凝视，目睛无神的症状。常见于中风、惊风、癫痫等病。

昏愦（kuì） 神志昏乱，不明事理的症状。

口噤 牙关紧闭，口不能张的症状。

泄风 指腠理疏松而外感风邪，以致出现汗泄不止、口干、身痛的病证。

偏沮 指患侧无汗，健侧有汗，故偏于半身润湿。

鼾声 俗称"打呼噜"，即入睡后发出的呼吸粗鸣声。

厥 忽然昏晕不知人事，或手足逆冷。

昏厥 猝然仆倒，四肢厥冷，昏蒙不知人事的证候。

手足厥冷 四肢冷至肘膝以上的症状，也称为"手足逆冷"。

厥证 以突然昏倒，不省人事，或伴四肢逆冷为主要表现的疾病统称。

暴厥 因气逆于上，而致猝然仆倒，不省人事，脉来躁疾如喘的病证。

煎厥 指内热消烁阴液而出现昏厥的病证。多因平素阴精亏损，阳气亢盛，复感暑热病邪的煎迫而致。

薄厥 指由于精神刺激，可使阳气急亢，血随气逆，致使血液郁积于头部，发生猝然昏厥的病证。

气厥 由气病所引起的厥证。

血厥 由血病所引起的厥证。

食厥 由饮食不节而引起的厥证，又称"食中"。

寒厥 因阳气虚微、阴寒内盛而引起的厥证。

热厥 由于邪热过盛，津液受伤，影响阳气的正常流通，不能透达四肢而见手足厥冷的病证。

蛔厥 因蛔虫而引起急性腹痛和四肢厥冷的病证。

肝厥 因肝气厥逆而上冲的病证，常因受到精神刺激而诱发。

尸厥 突然昏倒不省人事，状如昏死。

大厥 指中风卒倒，昏迷不醒的证候。

气上冲心 指患者自觉有一股气从下腹上冲心胸的症状。

痿证 指肢体萎弱废用的一类病证。

脉痿 症见下肢肌肉萎缩无力，胫部软弱不能站立，膝踝关节不能屈伸等。

筋痿 症见口苦，筋急而痉挛，阴茎弛缓不收，滑精等。

肉痿 症见肌肉麻木不仁，萎弱无力。

皮毛痿 指痿证之皮毛枯槁失去润泽的症状。

骨痿 症见腰背酸软，难于直立，下肢萎弱无力，面色暗黑，牙齿干枯等。

痿厥 即手足萎弱无力而不温。

痹证 泛指邪气闭阻躯体或经络而引起的病证。

风痹 痹证类型之一。临床表现为肢体酸痛，痛而游走无定处。

寒痹 痹证类型之一。临床表现为肢体酸痛且疼痛程度较为剧烈，遇寒痛增，得热痛减。

湿痹 痹证类型之一。临床表现为肌肤麻木，关节重着，肿痛处固定不移。

热痹 痹证类型之一。临床表现为关节红肿热痛，常伴有发热、恶风、口渴、胸闷等全身症状。

脉痹 指以血脉症状为主的痹证。临床表现为有不规则的发热，肌肤有灼热感、疼痛，皮肤或见红斑，多因血虚，以寒湿邪留滞血脉所致。

筋痹 指以筋的症状为主的痹证。临床表规为筋脉拘急，关节疼痛而难以伸张。

肉痹 指以肌肉的症状为主的痹证，又称为"肌痹"。临床表现为肌肉麻木或酸痛无力，困倦，汗出等。

皮痹 指以皮肤症状为主的痹证，表现为肤冷麻木等。

骨痹 指气血不足，寒湿之邪伤于骨髓的病证。

五脏痹 因痹证日久不愈，复感风寒湿邪，使痹证从筋、脉、骨、肉、皮等发展至与其相合的内脏，致内脏受伤，而相应出现肝痹、心痹、肾痹、脾痹、肺痹等。

心痹 五脏痹证之一。主要症状为心悸、气喘、咽干、常叹气、烦躁、容易惊恐等。

肝痹 五脏痹证之一。主要症状为头痛、夜睡多惊梦、渴饮、多尿、腹胀、腰痛胁痛、足冷等。

脾痹 五脏痹证之一。主要症状为四肢倦怠、胸闷、咳嗽、呕吐清涎等。

肺痹 五脏痹证之一。主要症状为恶寒、发热、咳嗽、喘息、胸满、烦闷不安等。

肾痹 五脏痹证之一。主要症状为骨痿弱不能行走，腰背弯曲，不能伸直，或关节肿胀，强直不能屈曲等。

挛（luán）痹 泛指痹证的筋脉拘急，肌肤麻木，疼痛和关节活动不灵的一类症状。

阴痹 指阴邪所致的痹证。

痹气 指阳气虚，内寒盛，使营卫之气失调，血行不畅，而致气血闭阻不通的病理。

远痹 指日久不愈的痹证。

血痹 是身体局部麻痹、疼痛一类的内伤病证。

胸痹 因阳气不能正常运行，致水湿痰饮闭阻于胸中的病证。

肠痹 内脏痹证之一，即痹证影响于大小肠所出现的一种证候。

胞痹 以小腹胀满，小便艰涩不利，小腹部有压痛为主要症状。

鹤膝风 以膝关节肿大疼痛，而股胫的肌肉消瘦为特征，形如鹤膝得名。

历节风 以关节红肿、剧烈疼痛、不能屈伸为特点，类于急性风湿性关节炎、类风湿关节炎、痛风等疾患。

筋骨懈（xiè）堕 筋骨松弛无力，难以支撑身体的症状。

身体烦疼 指肌肉关节疼痛，烦忧不宁，周身不适的症状。

支节烦疼 四肢关节烦热疼痛的症状。

折髀（bì） 指股部疼痛如折的症状，如坐骨神经痛等。

偻附（lǔ fù） 指行路时曲背弯腰，头向下俯的体征。是肾气衰而筋脉虚疲的表现。

天柱倒 指颈项软弱无力，头向下垂的体征。多见于小儿发育不全或年老体弱者。

胃痛 胃或心下部位疼痛。

食痹 为饮食入胃后上腹部觉闷痛，吐出则觉舒服。多因肝气乘胃，胃脘气滞所致。

腹满 指腹部胀满的症状。

䐜（chēn）胀 即上腹胀满。

呕吐 由于邪气在胃、胃失和降、气反上逆所出现的症状，前人以有声无物为呕，无声有物为吐，一般统称为"呕吐"。

干呕 指呕吐时有声无物。多由胃虚而邪气上逆所致。

哕（yuē） 即干呕。呕而无物之意。

心下温温欲吐 形容胃脘间有恶心感，欲吐又吐不出。

泛恶 指胃脘间由痰浊、湿邪、食滞等原因而出现欲吐难吐，泛溢清涎或酸水等症状，又称"恶心"。

哕（yuě） 因胃气上逆而发出的呃声，也称为"呃逆"。

呃逆 是气逆上冲，喉间呃呃作声，连续不断的症状。

噫（yì）气 多因肝胃不和或饱食、胃气阻郁所致。其症状为胃中似有气上胃，微有声响，但与频频作呃的呃逆不同。

噎膈（yē gé） 吞咽有梗阻的感觉谓之"噎"；胸膈阻塞，饮食不下谓之"膈"。"噎"常是"膈"的前期症状，但多合称为"噎膈"。

反胃 食后脘腹胀满，朝食暮吐或暮食朝吐，吐出不消化的食物，主要是脾胃虚寒所致。

上膈 指食入即吐。

下膈 指朝食暮吐。

嘈杂 自觉胃中空虚难耐，烦杂不适的表现。

吞酸 酸水自胃中上至咽喉，不及吐出而下咽，并可感觉到酸味刺激性的表现。

嗳（ǎi）腐 胃内带食腐的气味从口中排出。

宿食 由于脾胃运化失常，或脾胃有寒，食物经宿不消，停积胃肠。

纳呆 胃的受纳功能呆滞，也称"胃呆"。即消化不良、食欲不振的症状。

阴结 指脾肾虚寒所致的大便秘结。

走哺（bǔ） 指上见呕逆，下见二便不通的病证。

吐矢 呕吐物中混有粪便。是由于胃肠阻滞，阴阳错乱，清浊混淆而出现。可见于肠梗阻等疾患。

除中 疾病到了严重阶段，本来不能饮食，但突然反而暴食，这是中焦脾胃之气将绝的反常现象。

热中 热邪留滞肠胃的意思。

脾约 指津液不足而大便秘结的一种病证。

交肠 大小便易位而出，即大便时有尿流出，或小便时有粪水流出。

鼓胀 以腹部胀大如鼓、皮色萎黄、脉络暴露为特征的病证。

气臌 鼓胀类型之一。因于脾虚气滞，症见胸腹胀满不适，按之仍觉柔软，伴有气逆、嗳气等症状。

血臌 表现为吐血、衄血、便血或大便色黑、小便赤、身发瘀斑等，腹内可摸到肿块，并逐渐增大。病因主要由于瘀块阻滞，影响水湿的运行。本证可见于肝硬化，亦见于子宫或卵巢肿瘤等病。

虫臌 由寄生虫如血吸虫等引起鼓胀。

水臌 表现为腹胀大，皮薄而紧，色苍，小便难，两胁痛。

肿胀 全身水肿谓之"肿"，腹部胀满谓之"胀"。

肤胀 是寒气留滞在皮肤之内而出现肿胀的病证。

气胀 因气滞而引起的腹部胀满。

酒胀 胀之因酒积所伤而得病。

中满 指腹中胀满的症状。

五积 五脏积证的总称。心之积称"伏梁"，肝之积称"肥气"，脾之积称"痞气"，肺之积称"息贲"，肾之积称"奔豚"。

伏梁 五积病之一。指心下至脐部周围有包块（或气块）形成的病证，大多由于气血结滞所致。

肥气 五积病之一。肿块突起，状如覆杯，久则咳嗽呕逆，脉弦细。本病多由肝气郁结，瘀血停聚所致。类似于脾脏肿大等疾病。

痞气 五积病之一。胃脘部位有肿块突起，形状像覆着的盘子一样，日久不愈，会使人发黄疸，营养不能吸收而使肌肉消瘦，四肢无力等。

息贲（bēn） 五积病之一，属肺之积。症见右胁下有包块，形状如覆着的杯子，呈急迫感，有见胸背痛、吐血，伴有寒热、咳嗽、呕逆、呼吸迫促等症状，这是肺气郁结、痰热壅遏所致。

息积 病因肺失肃降，肺气长期郁积所致。症见胸胁胀满，呼吸气逆，但不妨碍饮食。类于肺气肿等病。

奔豚（tún） 五积病之一。病见阵发性下腹气上冲胸，直达咽喉，腹部绞痛，胸闷气急，头昏目眩，心悸易凉，烦躁不安，发作过后如常，有的夹杂寒热往来或呕吐症状。

肝着（zháo） 由于肝脏气血郁滞，出现胸胁痞闷不舒，甚或胀痛，经过摸按后才觉得舒服，并喜欢热饮的病证。

虫积 指寄生于腹腔脏腑（以胃肠道为主）的寄生虫病，以儿童为多见。

癥瘕（zhēng jiǎ）积聚 癥瘕和积聚，都是腹内积块，或胀或痛的一种病证。癥和积是有形的，而且固定不移，痛有定处；瘕和聚是无形的，聚散无常，痛无定处。

瘕聚 妇女任脉受病的证候，表现为腹部脐下有硬块，推之可移，痛无定处。

血瘕 多因月经期间，邪气与血结聚，阻于经络而成。

石瘕 多因月经期间，寒气入侵，恶血停积所致。主要症状为子宫内有块状物形成，日渐增大；如怀孕状，并有闭经，类似子宫肿瘤。

血癥 由血瘀积滞而见胸腹肋间疼痛，按之觉硬，推之不移，身体日渐消瘦。

痞块 指腹腔内的积块。

伏瘕 指因大肠热气郁积而致邪气伏于大肠的瘕证。下腹部有时鼓起块状，但有时消散，可伴有腹痛、便秘等症状。

固瘕 因肠间寒气结聚所致大便先硬后溏，或硬粪和稀粪夹杂而下。

肠覃（tán） 古病名，指妇女下腹部有块状物，而月经又能按时来潮的病证，类似卵巢肿瘤。

水气 即"水肿"。

水胀 水肿的别称。以水溢于肌肤而肿胀得名。

虚肿 指水肿的虚证，多属于阴水。

胕（fú）肿 全身肌肤浮肿。

跗（fū）肿 跗，足背部。指足背浮肿。

五水 水肿病因五脏受水气的影响，出现不同的证候，分为心水、肝水、脾水、肺水、肾水。

心水 身重而少气，烦躁不得卧，下阴肿。

肝水 胁下腹部胀满而痛，不能转侧，尿量时多时少。

脾水 腹大而小便难，少气，四肢困重。

肺水 呼吸不利，身肿而小便难，大便稀溏。

肾水 腰痛，排尿困难，腹大而脐肿，下阴常有水湿渗出，足冷，面形消瘦。

阴水 水肿病两大类型之一。凡因脾肾虚弱，不能化水制水而成的水肿，皆称为"阴水"。

阳水 水肿病两大类型之一。凡因肺失宣降，水不下行而引起的呈热象的水肿，皆称为"阳水"。

正水 水肿证候类型之一。主要表现为全身浮肿，腹满而喘，脉象沉迟。

皮水 水肿证候类型之一。主要表现为发病缓慢，全身性浮肿，四肢凹陷性水肿较重。

风水 水肿证候类型之一。主要表现为发病急骤，脉浮，骨节疼痛，发热恶风，浮肿以头面较甚。

石水 水肿证候类型之一。主要表现为腹满而不喘，或引胁下胀痛，水肿偏于腹部，脉沉。

蓄水证 指太阳膀胱腑证，是由于发汗后表邪未净而膀胱的气化功能失职，水停下焦所致。

血证 指血液不循经脉运行而溢出的病证。

鼻衄 俗称"流鼻血"。

咯血 咳嗽而出血，痰少血多，或大量咯吐鲜血的表现。

吐血 血液从口而出，包括呕血和大量咯血。

呕血 指血随呕吐而出，色紫暗，量较多，并常夹有食物残渣。

溢血 即出血，泛指血液外溢。

夺血 指血液丧失。

咳血 指因肺络受伤而致血自肺中经气道咳嗽而出，或纯血鲜红，或痰血相兼，或痰中带血丝的现象。

亡血 是吐血、衄血、便血、尿血等出血证的统称。

血枯 古病名。主要症状有胸胁胀满，甚至妨碍饮食，发病时先闻到腥臭的气味，鼻流清涕，四肢清冷，目眩，时常大小便出血。

便血 泛指血从肛门下泄，包括粪便带血或单纯下血的证候。

肠风便血 因风热客于肠胃或湿热蕴积肠胃，久而损伤阴络，则大便时伴有出血。

脏毒便血 因肠胃积热或湿热郁滞引起下血多呈片块状、污浊色暗、大便溏而不畅、胃纳不振、身体倦乏等症。

圊（qīng）血 即大便出血。

远血 指先排大便后出血，血色暗黑的病证。见于上消化道出血。

近血 指大便出血的部位接近直肠或肛门，血色鲜红，大便时先有血液流出才排大便。多见于痔疮或直肠病变引起的出血。

溲血 即"尿血"，是指小便中混有血液或血块。

大衄 口鼻一起出血，甚至眼、耳、口、鼻、二阴同时出血的病证。

舌衄 即血液从舌体渗出。

牙衄 即牙龈出血。

血泄 指大小便下血。

血脱 指阴血亏损脱失之证。

阴斑 以胸腹部微见斑点，斑色淡红，阴而不显，伴有四肢逆冷，下利清谷为主症。

肌肤甲错 全身或局部皮肤干燥、粗糙、脱屑，触之棘手，形似鱼鳞的表现。

消渴病 指以多饮、多尿、多食及消瘦、疲乏、尿甜为主要特征的综合病证。常见于糖尿病、尿崩症、肾上腺皮质机能减退等疾病。

三消 "上消""中消""下消"三种证型的合称。是根据病机、症状和病情发展阶段的不同，对消渴病的三种分型。

上消 又称为"肺消"，以口渴多饮为主症，有偏热偏寒的不同。

中消 又称为"胃消"，以多食易饥而形体反见消瘦为主症。

下消 又称为"肾消"，以多尿、小便如膏如脂为主症。

消瘅 即邪热内炽，消灼津液，而见多饮食而消瘦的证候。

消中 指消食善饥的病证，即消渴病的"中消"证。

食亦 因善食易饥而身体反消瘦倦怠无力，是中焦燥热所致。

善食而瘦 临床表现为多食易饥，形体消瘦，是由于内热消耗阴津所致。

消谷善饥 形容食欲过于旺盛，食后不久即感饥饿，且身体反见消瘦，这是胃火炽盛、胃阴损耗所致。

淋证 凡尿频、尿急、排尿障碍或涩痛、淋沥不断的证候统称为"淋证"。

五淋 即石淋、气淋、膏淋、劳淋、血淋的合称。

石淋　以小便排出砂石为主症，或排尿时突然中断，尿道窘迫疼痛，腰腹绞痛难忍为主要表现的淋证。

气淋　以小腹胀满较明显、小便艰涩疼痛、尿后余沥不尽为主要表现的淋证。

膏淋　见小便混浊如米泔，或如脂膏之物，尿出不畅。

劳淋　淋证日久不愈，遇劳即发。

血淋　指血尿而伴有尿道热涩刺痛，下腹部疼痛胀急的病证。

热淋　小腹拘急疼痛，小便赤涩如血，尿时灼痛，或伴有寒热、身酸等症状。类似急性泌尿系感染。

癃（lóng）闭　是尿闭或排尿困难，下腹胀满的一种证候。

遗溺　指经常夜间睡眠时不自觉地排尿，俗称"尿床"。多见于儿童。

泾溲（jīng sōu）不利　即小便不利，也被用来形容大小便不通利。

不得前后　前指小便，后指大便，即二便不通。

失溲　即小便失禁。

溲数　即小便频数，排尿次数频多。

小便淋沥　即排尿次数多而短涩，滴沥不尽。

遗精　以不因性交而精液频繁遗泄为主要表现，并伴有头昏、耳鸣、健忘、心悸、失眠、腰酸腿软、精神萎靡等症状的疾病。

早泄　指行性生活时排精过早的现象。

精冷　男子因真阳不足而引起精气清冷，无生育能力。

阴冷　指妇女阴户有寒冷感，甚至腹内也觉冷，往往影响生育，多因下元虚寒所致。

阴缩　亦称为"阳缩"，即阴茎痿软上缩的症状。多因肾阳亏虚所致。

阳痿　又称"阳事不举"，指阴茎不举的病证。

夺精　即精气严重耗损。主要表现为精神萎靡、耳聋、视物不明等。

强中　指阴茎无故而坚硬勃起，久久不痿，精液自泄的证候。

不育　通常指男子无生育能力。

五不男　指男性的天、漏、犍、怯、变五种不育症。

天　即"天宦"，泛指男性先天性外生殖器或睾丸缺陷及第二性征发育不全。

漏 即精液不固，常自遗泄。

犍（jiān） 即阴茎或睾丸切除。

怯 即阳痿。

变 类于两性畸形，俗称"阴阳人"。

疝 泛指体腔内容物向外突出的病证。

狐疝 小肠坠入阴囊，时上时下，平卧或用手推时肿物可缩入腹腔，站立时又坠入阴囊，类似腹股沟疝。

寒疝 一种急性腹痛的病证。症见阴囊冷痛肿硬、痛引睾丸、阴茎不举、喜暖畏寒、形寒肢冷等。

水疝 症见阴囊肿痛，阴汗时出；或变肿状如水晶（类似睾丸鞘膜积液等症）。

脐疝 多见于幼儿。主要症状为脐中有包块突出，皮色光亮。

颓疝 睾丸肿大坚硬，重坠胀痛或麻木不知痛痒。

疳疝 指男女外生殖器溃肿流脓的病证。

气疝 发作时阴囊偏坠肿痛，上连腰部，每于恼怒过度或过劳时发作，气平即逐渐缓解。

血疝 指阴囊部位的瘀血肿痛，痛如锥刺，痛处不移。

筋疝 指阴茎疼痛急缩，或痒或肿，或溃破流脓，或兼阳痿，并有白色黏液随小便排出的病证。

胕疝 为脐下部有硬结肿块的病证。

盘疝 指脐周绞痛的病证。

症疝 腹中之气骤然胀满，胃肠膨胀隆起如手臂状，胃脘部疼痛。

厥疝 因寒气积于腹中，厥气上逆的疝证。

疝瘕 指小腹部热痛，小便流出白色黏液的病证。

溃癃疝 指腹腔内包裹性化脓性的炎症肿块。

心疝 因寒邪侵犯心经而致的一种急性痛证。症见下腹有肿块突起，气上冲胸，心暴痛，脉弦急。

肺疝 因邪气侵犯肺经，肺气不化，使水道不得通调，致热郁膀胱所形成的一种疝病。

狐惑　咽喉部及前后阴溃疡，因患者有神情惑乱不定、卧起不安而得名。

两胁拘急　两胁部牵引不舒的感觉。

戴阳　阳气因下焦虚寒而浮越于上，出现下真寒而上假热的证候。

第三节　儿科病证

惊风　是儿科常见病证之一。即因风而出现惊厥抽搐症状。

急惊风　以发病迅速、高热眼红、昏迷抽搐、角弓反张、两目上视、牙关紧闭、口吐白沫、痰声辘辘等为主症。

慢惊风　以慢性发作，面色淡白或青，神倦嗜睡，缓缓抽搐，时作时止，腹部凹陷，呼吸微缓等为主症。

惊风八候　指惊风的八种症状表现。即搐、搦、颤、搦、反、引、窜、视。

搐　肘臂伸缩抽动。

搦　两肩拽动。

颤　手足震颤。

搦（nuò）　两手握拳或十指开合不已。

反　角弓反张。

引　臂若开弓，手如挽弓。

窜　眼睛上视。

视　眼睛斜视，睛露不活。

内钓　小儿由于胎寒或寒邪壅结引起的腰背屈曲，腹痛多啼，唇黑囊肿。

天钓　多因内有痰热郁滞、外夹风邪所致，发作时见头向后仰，眼目上翻，壮热惊悸，手足抽掣，甚则爪甲青紫。小儿惊风的一种。

惊厥　患儿突然意识不清，眼球固定，上翻或斜视，牙关紧闭，头转向一侧或后仰，面部、四肢肌肉反复抽动或呈现强直状态。严重时可出现角弓反张、呼吸不规整及大小便失禁。发作时间可由数秒钟至几分钟不等。

瘈疭（chì zòng） 俗称"抽风"，是小儿惊风的一个症状。表现为手足时伸时缩，抽动不止的状态。

脐风 又称为"撮口""噤风"。即新生儿破伤风。

胎风 指小儿出生后，身热，皮肤红赤，状如烫火伤的一类证候。

胎惊 新生儿非因脐风而出现惊风证候。

胎痫 指初生儿百日内所发生的痫证。

疳积 以面黄肌瘦、肚腹膨胀、营养障碍，伴有慢性消化不良为特征。

五疳 疳证按主要的脏腑病变，包括"心疳""肝疳""脾疳""肺疳""肾疳"。

心疳 五疳之一。由于乳食失调，心经郁热所致。症见身热、颊赤面黄、口舌生疮、胸膈烦闷、口渴饮冷、下痢脓血、盗汗、磨牙、易惊等。

肝疳 五疳之一。由于乳食失调，肝经受热所致。症见消瘦、腹胀、面色青黄、多汗、下痢次数多、粪便中有鲜血或黏液、摇头揉目、雀盲，甚至眼睛不想睁开等。

脾疳 五疳之一。由于乳食不节，脾胃受伤所致。症见面色萎黄、腹大如鼓、腹皮青筋暴露、呕逆、不思饮食、喜吃泥土、烦渴引饮、水谷不消、泻下酸臭、咳嗽喘促、胸膈壅满、口鼻干燥、目生白膜、喜暗畏光、唇赤发焦、四肢乏力等。

肺疳 五疳之一。由于乳食失调，郁热伤肺所致。症见咳嗽气逆、咽喉不利、多涕时嚏、憎寒、腹胀、泄泻米泔样粪便、乳食减少、口有腥气、皮毛干焦、四肢消瘦等。

肾疳 五疳之一。由于乳食失调，伏热内阻所致。症见四肢消瘦、面色黧黑、齿龈生疮或溃烂出血、上热下冷、寒热时作、吐逆、乳食减少、大便滑泄，甚则脱肛、肛门溃烂、湿痒生疮。

热疳 是由于小儿夏季断乳，脾胃虚弱，饮食不节所致。

口疳 小儿疳积泄泻，未愈或初愈，口腔发生溃疡。

脊疳 形容疳积患者羸瘦，脊骨显露。

丁奚疳 其病由哺食过度，脾胃受伤，营养不能吸收所致。症状以腹大、颈细小、面黄肌瘦为特点。

胎赤 初生儿皮肤色红如涂丹，是胎中感受热毒所致。

胎黄 初生儿于出生后数天面目、皮肤发生黄疸，即新生儿黄疸。

胎肥 指初生儿肌肉肥厚，目睛粉红，满月之后，日渐消瘦，五心烦热，大便难，口中时流涎，系胎中感受产母胃热所致。

胎疝 小儿初生即见阴囊肿大的病证。

胎热 指初生儿出现壮热、烦惊、痰多喘急、目赤胞肿、便秘、小便赤等的证候。

脏寒 指婴儿百日内，出现手足逆冷、唇面微青、额上汗出、不思乳食、腹痛肠鸣、泄泻清水、夜啼等症状。

滞颐 小儿常流口涎，涎常渍于面颊下。

五迟 系小儿"立迟、行迟、发迟、齿迟、语迟"的合称。

五软 系小儿"头软、项软、手脚软、肌肉软、口软"的合称。以发育迟缓、智力发育不全为特征。

鸡胸 因为缺钙而出现胸廓畸形的一种疾患。其症状为胸廓向前畸形突出，状如鸡胸。

龟背 因为缺钙而患者背脊隆起的一种疾患，以脊柱弯曲、脊高如龟为特征的病证。多见于3岁以内的儿童。

解颅 即头颅骨缝分裂，前囟扩大，不能闭合之证。

囟（xìn）填 即囟门凸起，类似脑积水。

囟陷 即囟门下陷如坑状。

客忤（wǔ） 小儿突然受外界异物、巨响或陌生人的惊吓，而发生面色发青，口吐涎沫，喘息腹痛，肢体瘛疭，状如惊痫。

夜啼 指小儿夜晚啼哭不止的病证。

不乳 婴儿出生十二小时后不因口腔疾患而不能吮乳的，称为"不乳"。

马牙 多因胎内受热毒所致。其症状为初生儿牙龈上生白色小泡，状如脆骨，妨碍吮乳。

螳螂子 初生儿数天或一个月，两侧腮内出现肿硬隆起的脂肪垫，吮乳不便，甚至啼哭不能出声。

第八章 妇产科病证

第一节 经 带

天癸 指男女之肾精。

月经 是女子周期性子宫出血的生理现象。

经水 指"月经"。

月经病 指妇科病中属于月经方面的各种病证。

月经不调 月经病的统称，表现为月经周期或出血量的异常，或是月经前、经期时的腹痛及全身症状。

经行先期 指月经来潮比正常周期提前一周以上，甚至一月两至。

经行后期 月经来潮比平时的周期推迟一周以上。

经行先后无定期 指月经不按正常周期来潮，或提早，或推迟，或经期不定。

经行便血 指每月在行经周期出现大便下血，而经量减少的病证。

月经过多 指月经来潮时，超过正常的血量。

月经过少 指行经时出血点滴，量少而不畅，经行 1～2 天即净。

经闭 月经闭止不行。

痛经 在月经前、后或行经时，以下腹及腰部疼痛为主症的一种妇科常见病。

倒经 又称为"经行吐衄"。指在月经前后出现吐血或衄血的病证。

经行泄泻 指月经前或来潮时，大便泄泻，经行即作，经净则止。

崩漏 指不在行经期间，阴道内大量出血，或持续出血，淋沥不断的病证。

血热崩漏 指热盛迫血妄行的阴道大量出血。

气虚崩漏 指气虚不摄引起的阴道大量出血，或淋沥不止。

血瘀崩漏 指瘀血积留引起的子宫出血不止。

带下 妇女阴道流出一种黏腻的物质，如带一样绵绵不断。

白带 从阴道流出白色蛋清样黏液，绵绵如带者，称为"白带"。

赤带 指妇女从阴道淋沥不断地流出色红而黏浊，似血非血的分泌物。

青带 指妇女从阴道流出青绿色而黏腻、味臭秽的液体。多因肝经湿热下注所致。

黄带 指妇女从阴道流出淡黄色、黏稠臭秽的液体。

黑带 指妇女从阴道流出色如黑豆汁，或稠或稀，或臭或腥的分泌物，也有在赤白带中杂以黑色。

五色带 指妇女从阴道流出多种颜色相杂而有恶臭的分泌物。

第二节 胎 产

妊娠 即妇女怀孕。

胎元 即胎盘。

恶阻 指妊娠两个月左右，出现不同程度的反应，如胸闷不舒、恶心呕吐、恶闻食气、食入即吐、头重目眩等。

子悬 指妇女妊娠四至五个月后胎动不安、心胸胀满、痞闷不舒的病证。

子烦 妊娠期出现烦闷不安、心悸胆怯的病证。

子嗽 即"妊娠咳嗽"。指妊娠期出现干咳，日久不止，甚则五心烦热，胎动不安的病证。

子瘖（yīn） 妊娠期间出现声音嘶哑或不能出声的一种病证。

胎动不安 指胎儿频频躁动，腹中痛，并有下坠感，甚则阴道流血的病证。

胎气上逼　指妊娠期间出现胎动气逆的症状。

胞阻　指妇女怀孕后经常出现腹痛，甚至阴道出血的病证。

转胞　孕妇因胎压迫膀胱，出现下腹胀而微痛，小便不通的一种病证。

子肿　妊娠在七八个月后，下肢轻度浮肿，是孕妇后期常见现象。

子淋　孕妇小便频数，淋沥疼痛的一种病证。

子痫　妊娠六七个月后，或临分娩时，出现突然眩晕仆地，昏不知人，四肢抽搐，牙关紧闭，目睛直视，口吐白沫，甚则角弓反张，过后逐渐清醒，时作时止。

少腹如扇　指妊娠六七个月间，下腹部自觉寒冷，如被扇子所扇，系下焦虚寒，阳气不能温养胞胎所致。

堕胎　指妊娠未足而流产，一般指妊娠三个月以内胎儿还未成形时堕下。

激经　指怀孕以后，月经仍按月来潮，而对孕妇、胎儿并无明显损害者，也属生理现象，待胎儿壮大而可自止。

胎漏　妊娠后，阴道时有血样液体排出而腹不痛的病证。

临蓐（rù）　即分娩前的一段时间，又称为"产前"。

难产　指怀孕足月，胎位已向下移，但胎儿难于娩出。

死胎　又称为"胎死腹中"，即胎儿于临产前在子宫内死亡，或死于妊娠期内。

息胞　指胎儿娩出后，经过较长时间胎盘仍不能自动娩出。

产后血晕　产后急症。症见分娩后忽然头晕，目眩眼花，不能起坐或心中满闷，恶心呕吐或痰涌气急，甚则口噤神昏，不省人事。

产后发热　指产妇分娩后，因各种原因引起发热。

产后风痉　产后突然项背强直，四肢抽掣，甚则口噤不开，角弓反张。多见于产后破伤风。

产后喘促　是分娩后喘急的证候。

产后音哑　妇女分娩后声音嘶哑的证候。

蓐劳　指妇女分娩后，气血亏损，失于调养或劳累过度、伤于风冷所出现的病证。

恶露 指产后阴道排出瘀浊败血之物。

恶露不下 指胎儿娩出后，子宫内遗留的浊液败血没有排出或排出很少。

恶露不绝 指产后超过二三周，恶露仍未干净。

产后腹痛 指妇女产后腹痛和小腹痛，以小腹部疼痛最为常见。

产后三急 指妇女产后出现呕吐不止、盗汗和泄泻频频等能迅速伤津耗气的三种急症。

产后三冲 指产后因恶露不下等原因引起的"败血冲心""败血冲肺""败血冲胃"三种危重证候的合称。"败血"主要是指当下不下的恶露。

败血冲心 指产后由于恶露不下，出现发热、狂言呼叫，甚至发狂奔走等神志症状。

败血冲肺 指产后由于恶露不下，出现胸闷烦躁、面赤、气急喘逆等症状。

败血冲胃 指产后由于恶露不下，出现饱闷呕恶、腹满胀痛等消化机能障碍症状。

第三节　妇科杂病

缺乳 即产后缺乏乳汁，或称为"乳汁不行"。

乳泣 指妊娠期中乳汁自行流出。

不孕 指女子婚后，夫妇一起生活三年以上，没有避孕而不受孕。

阴挺 指妇女阴部有物下坠，或挺出阴道口外的病证。

阴痒 指妇女外阴部或阴道内瘙痒，甚则疼痛，常渗出水液，痒痛难忍，类似阴道滴虫病。

阴吹 指妇女阴道有气排出，并带声响的一种病证。

阴肿 指妇女下阴部肿痛的病证。

五不女 指女子先天性生理缺陷。即"螺、纹、鼓、角、脉"五种。

螺　指阴户中有螺旋纹，碍于性交者。

纹　即纹阴，类于先天性阴道狭小或缺陷。

鼓　即阴户绷急似无窍，类于处女膜闭锁。

角　指阴蒂过长，类于阴阳人。

脉　是女子一生月经全无，不能孕育。

石女　指阴道口细小的女性。

第九章　外伤科病证

第一节　外科病证

外证　通常是指体表上的外科病证，如痈、疽、疔、疮、癣、疖、瘰、瘤、痔、疥、丹毒、流注、瘰疬、痄腮、灼伤等，泛指外科病证。

疮疡　是外科常见病，包括所有的肿疡和溃疡，如痈疽、疔疮、疖肿等。

疖（jiē）　以肌肤浅表部位红肿疼痛为主要表现的急性化脓性疾病。

暑疖　发生于暑天的小疖肿，多由痱子搔抓后感染而成，又称为"痱毒"或"热毒"。此证以小儿及产妇为多见，好发部位为头面部。

蝼蛄（lóu gū）疖　疖病的一种，以肿势虽小，但常一处未愈，他处又发，相连如蝼蛄串穴之状为主要表现的疖。

天疱疮　是一种与天行时气有关的疮疡。多因内有湿热郁结，外受风热暑湿之气而发。疮形如水疱，界限清楚，水疱成群发生，甚者疼痛化脓，并有发热恶寒等全身症状。

脓窝疮　一种易于接触传染的化脓性皮肤病，愈合较慢，愈后留有瘢痕。

发际疮　指头皮上靠近头发边缘的小疮。多发于后发际。

含腮疮　指新生儿面颊近腮、颊部位的疮肿，初为豆粒状，逐渐增大，重症可蚀破颐颊，多由热毒所致，又称为"痄腮"，即腮腺炎。

臁（lián）疮　指生于小腿臁骨（胫骨）部位的溃疡。即下肢溃疡。

痈　凡肿疡表现为红肿高起，焮热疼痛，周围界限清楚，在未成脓之前无疮头而易消散，已成脓易溃破，溃后脓液稠黏均称为"痈"。

外痈　痈之发于躯干、四肢等体表部位者。

内痈　痈之发于脏腑，如"肠痈""肺痈""肝痈"等。

三陷证　指疮疡邪毒内攻所出现的"火陷""干陷""虚陷"等三种逆证。

火陷　见于疮疡的成形期或化脓期，疮顶不高，根盘散漫，疮色紫暗，疮口干枯无脓，但灼热剧痛；并有壮热、口渴、便秘尿短、烦躁不安、神昏谵语、舌绛脉数等。多因阴液亏损、火毒炽盛所致。

干陷　多见于成脓至穿溃期。多因气血两亏，不能酿脓，故毒不得外托，局部腐脓不透，疮口中央糜烂，脓少而薄，疮色灰暗，疮顶平塌，伴有发热恶寒、神疲、自汗、脉虚数等，甚则转为肢厥脉微的脱证。

虚陷　多见于收口期，因气血两伤，或脾肾阳衰，故腐肉虽脱，而脓水稀薄，新肉不生，疮口经久难敛，疮面不知疼痛。伴有寒热不退、神疲纳呆或腹痛泄泻、汗出肢冷等，也可转为脱证。

发背　痈疽之生于脊背部位的，统称为"发背"，属督脉及足太阳膀胱经，系火毒内蕴所致。

颈痈　指发于颈的两侧，包括颔下、耳下、颏下等部位的痈证。

腋痈　指痈之发于腋窝内者，属阳证。多因肝脾血热或心与心包两经风热所致。

乳痈　发于乳房部的痈，统称为"乳痈"，即急性乳腺炎。

乳发　指乳房或胸肌部出现腐烂坏死的化脓性感染。

乳疽　指乳腺深部化脓性感染，系由肝气胃热蕴结而成。

乳吹　乳痈的别名。

乳漏　指生长于乳房或乳晕部的漏管，又称为"乳瘘"。

乳头破碎　指乳头及乳头部皮肤浸淫、湿烂破裂的病证。

腹皮痈　痈生于腹壁部，称为"腹皮痈"。

肝痈　痈生于肝脏的称为"肝痈"，即肝脓疡。

肠痈　可分为"大肠痈"和"小肠痈"。多由湿热、气滞、血瘀等留注肠中，气血郁阻所致。其中大肠痈相当于急性阑尾炎。

悬痈 指生于会阴部位的痈。

子痈 指生于睾丸部位的痈。

囊痈 指生于阴囊的痈。

委中痈 指生于腘窝委中穴部位的痈。

疠（lì）痈 指生于足背两旁的痈疡，形虽小如枣粟，但病情较重，故有"疠痈"之称。

疽（jū） 凡疮疡表现为漫肿平塌，皮色不变，不热少痛，未成脓难消，已成脓难溃，脓水清稀，破后难敛的，均称为"疽"。

对口 疽生于脑后项背正中，属督脉经，部位与口相对，又称为"脑疽"。

夭（yāo）疽、锐毒 痈疽生于颈项耳后乳突后的部位，左名"夭疽"，右名"锐毒"。

搭手 疽生于腰背部两旁，因患者能以自己的手触及，故名。

石疽 疽之坚硬如石，形如桃李或鸡卵，皮色如常，由小渐大，难消难溃，既溃难敛者，称为"石疽"。

上石疽 生于颈项两侧较大的淋巴结肿块，坚硬疼痛，多因肝气郁结、气血凝滞经络所致。

中石疽 生于腰胯之间，多由寒气瘀血凝结而致。

下石疽 生于两膝左右，常因疼痛而影响膝部活动。

甘疽 疽之生于胸部两侧肌肉较发达处（妇女则在乳房高耸处），相当于中府穴之下的部位。

胁肋疽 指疽生于胁肋部。

环跳疽 疽生于环跳穴。

股胫疽 疽生于大腿或小腿。

附骨疽 疽生于筋骨部位，类似化脓性骨髓炎。

托疽 疽生于膝旁阳关穴和阳陵泉穴。

足踝疽 发于踝关节部的疽。

干疽 肩疽生于肩的前臁部位。

疔疽 指疔疮生于两侧面颊部及鼻下。

甲疽 疽生于趾（指）甲部。

瘭（biāo）疽 指体表的一种急性化脓性感染，随处可生，尤多见于指端腹面。

脱疽 疽生于四肢末端，严重时趾（指）节坏疽脱落的一种慢性周围血管疾病。

疔 外科常见病之一。局部表现为红、肿、热、痛，呈小结节，并可逐渐增大，呈锥形隆起，继而中央变软，出现白色小脓栓，又称为"疔疮"。

疔疮走黄 疔疮之毒邪迅速走散而入于血分，使全身出现寒栗高烧、神志昏愦等险症者。多因患疔疮毒甚，正气内虚。

面疔 疔疮生在面部，多发于颧、额、颊等处。

牙疔 疔疮疾患之一，以疔生在牙龈处得名。

人中疔 疔疮生在人中穴处，又称为"龙泉疔"。

锁口疔 疔疮疾患之一，因疔生在口角影响口的张开而得名。

反唇疔 疔生于唇上，致使唇肿胀而向外翻出。

舌疔 疔生于舌上，多由心经郁火成毒所致。

指疔 是手指上疔疮的总称。

足疔 生于足部的疔疮的总称。

红丝疔 症见患处有一条红线由小腿或手臂迅速向上走窜，因内有心火炽盛、外有破伤感染所致。

托盘疔 疔在掌心，影响病者的手势，常如托盘状，又称为"掌心毒"。

烂疔 疔疮疾患之一。多生于手足、上肢等部，容易腐烂，病势急骤。

疫疔 感染疫死的畜毒，阻于肌肤，以致血凝毒滞而成，多见于畜牧业、屠宰或皮毛制革业及其他接触者。

流注 毒邪流走不定，注无定处而变生于较深部组织的一类化脓性病证。

湿痰流注 邪毒流注的一种化脓性病证。因脾虚气弱，湿痰内阻，复感受邪毒，流溢于营卫肌肉间所致。

瘀血流注　因跌仆损伤，或产后瘀血停滞，与湿毒相搏而成。

缩脚流注　因患流注而致患侧下肢不能伸直者。

无名肿毒　骤然于体表局部发生红肿的一种证候，因无适当名称得名。

丹毒　一种急性的皮肤热毒病证，以患部皮肤红如涂丹得名。

流火　指发于小腿部的"丹毒"，由湿火下流而成。

游风　一种急性的以皮肤表现为主的风证。

缠腰蛇丹　生于腰肋间的疱疹，色红，形似蛇行，故名，即带状疱疹。

猢狲疳　初生儿臀部周围的皮肤溃烂脱落，中间露出红色一片，有如猢狲的臀部，可逐渐蔓延全身，又称为"猴疳"。

热疮　高热过程中皮肤黏膜间出现水疱的证候。多发于上唇外围，水疱成群状，类似单纯疱疹。

白屑风　病多发于头部，因有白屑脱落而名，类似皮脂溢出性皮炎。

油风　指头发在短期内成片状脱落而头皮平滑光泽的一种病证，又称为"斑秃"。

紫白癜风　本证俗名"汗斑"。多由脏腑积热，复感风湿，侵入毛孔，使气血凝滞，毛窍闭塞而发。

白驳风　因皮肤上出现白色斑片，又称"白癜风"。

秃疮　多在头上，初起白痂，瘙痒难忍，蔓延成片，久则发枯脱落，形成秃斑，但愈后毛发常可再生。多由不洁的理发工具或梳、帽等传染而致。本病类似白癣。

肥疮　好发于小儿头皮，多从头顶部开始，渐及四周，可累及全头部。初起红色丘疹，或有脓疱，干后结痂蜡黄色。本病类似黄癣。

疥疮　由于疥虫感染皮肤而引起的皮肤病，传播迅速。疥疮的体征是皮肤剧烈瘙痒（晚上尤为明显），且皮疹多发于皮肤皱折处。

松皮癣　患处皮肤损害如松树皮状，因其浸润肥厚，上有白色皮屑，故又名"白疕"。类似银屑病。

吹花癣 多生于颜面部，初似皮疹或小疮，甚则起片如云，抓之则生白屑，即风癣，又称为"桃花癣"。

圆癣 以其形圆，状如钱币，又称为"金钱癣"。

蛇皮癣 以患部皮肤如蛇皮状或鱼鳞状，又称为"鱼鳞癣"。

牛皮癣 因患处皮肤状如牛颈之皮，厚而坚得名。本病为慢性皮肤病，经常发作。类似神经性皮炎、慢性湿疹等。

鹅掌风 发于手掌面的皮肤病，因风毒或湿邪侵于皮肤所致。

锈球风 阴囊皮肤瘙痒溃烂的一类病证。多由肝经湿热下注所致。

脚湿气 发生于足趾，以趾间浸渍糜烂、渗流滋水、角化过度、脱屑、瘙痒等为主要表现的癣病。又称为"香港脚"。

奶癣 多为体质过敏，为风湿所袭，搏于气血而发。常发于婴儿的颜面部，即"婴儿湿疹"。

漆疮 因接触漆而引起的一种皮肤病证。

瘿（yǐng） 又称为"瘿气"，俗称"大脖子"，属甲状腺肿大的一类疾病。

肉瘿 以颈前喉结一侧或两侧结块，柔韧而圆，如肉团为主要表现的瘿。

石瘿 以颈部结块坚硬如石，推之不可移动为主要表现的瘿。类似于结节性甲状腺肿、甲状腺癌等病。

血瘿 表现为结喉部的瘿块上血脉交结显露。由心火血热所致。

筋瘿 表现为结喉部的瘿块上筋脉暴露盘曲，形如蚯蚓者。多由怒气伤肝、肝火亢盛、灼烁阴血而成。

气瘿 表现为颈部一侧或双侧呈弥漫性肿大，边缘不清，软而不坚，皮色如常，能随喜怒而消长。类似单纯性甲状腺肿。

瘰（luǒ）疬 是发生于颈部淋巴结的慢性感染性疾病。常结块成串，累累如贯珠，俗称"老鼠疮"。西医学称之为颈部淋巴结结核。

马刀侠瘿 即"瘰疬"。其生于腋下，形如马刀的称为"马刀"；生于颈旁如贯珠的称为"侠瘿"。两处病变常相关联，为颈腋部淋巴结结核。

疬疮 即结核性的疮疡。

痰瘰 指生于项前足阳明胃经所经过部位的瘰疬。

湿瘰 指生于项后足太阳膀胱经所经过部位的瘰疬。

气瘰 生于项的左右两侧，病由肝气郁结，遇怒即肿者。

筋疬 生于项侧的筋间，大小不一，质坚硬，伴有恶寒、发热、身体消瘦等症。

流痰 即骨关节结核病。

鹤膝风痰 流痰的一种，生于膝关节部。初期在膝关节周围肿起如绵，不痛或隐痛酸楚，皮色不变不热，慢慢胀痛增加，病腿渐至不能屈伸，肌肉日益萎缩，坚硬如石，久而溃破，流稀水或夹腐块，日久形成关节半脱位或膝内翻、外翻畸形，患肢缩短。类似于膝关节结核。

龟背痰 "流痰"发于脊椎关节，致使背部高起。

乳核 妇女乳房的一类慢性炎症，包括一些结核病变。

乳痨 因气血内虚或失于调治，乳核渐大如碗，坚硬疼痛，延至胸肋和腋下，色或紫或黑，溃破后，轻的流白汁，重的流臭水，日久有午后潮热、咳嗽、颧红、消瘦等阴虚内热的症状。

痰核 指皮下肿起如核的结块，多由湿痰流聚而成。

臖（xìng）核 咽喉部发生痈疡，或肢体皮肤破损并发感染时，下颌部、腋窝或腹股沟等部位出现的大小不同的硬结，按之作痛，是一些肿大的淋巴结。

瘤 发生于体表或某组织中的一类肿块状病变。是由瘀血、痰饮、浊气留结于组织中而产生的赘生物。

骨瘤 系肾气亏损，寒邪与瘀血凝聚于骨所致。形色紫黑，坚硬如石，疙瘩高起，推之不移，紧贴于骨。

肉瘤 因内有湿痰，与气血凝结所致。多少不一，大小无定，瘤体软，推之可移，发展较为缓慢。

筋瘤 邪气结聚于筋而产生的瘤状物。属于静脉曲张一类的病证。

血瘤 以病变局部色泽鲜红或暗紫，或局限性柔软肿块，边界不清，触之如海绵状为主要表现的瘤病。类似于血管瘤。

气瘤 以皮肤间发生单个或多个柔软肿核，按之凹陷，放手凸起，状若有气，皮色如常或有褐色斑为主要表现的瘤病。

脂瘤　以皮肤间出现圆形质软的肿块，溃破后可见粉渣样物溢出为主要表现的瘤病。现在称为"粉瘤"。

乳癖　以乳房有形状大小不一的肿块，疼痛，与月经周期相关为主要表现的，乳腺组织的良性增生性疾病。

岩　与"癌"通。本证初起状如结核，以后坚硬如石而不痛，一般于几年后才溃烂，流血水而无脓，疼痛彻心，患处翻花，较久则有少量脓液蔓延疮面，发生恶臭。

失荣　以生于颈部，晚期致使患者面容憔悴，形体消瘦，犹如树木之枝枯皮焦、失去荣华为主要表现的恶性肿瘤。

肾岩　好发于阴茎冠状沟及外尿道口边缘，以阴茎头部表面有丘疹、结节、疣状坚硬物等，溃后如翻花为主要表现的恶性肿瘤，即阴茎癌。

舌岩　多发于舌两侧边缘或舌尖的下面，初期肿物如豆，坚硬，渐大如菌，故又称为"舌菌"。头大蒂小，色红紫疼痛，不久溃破，向深部及四周蔓延，边缘隆起如鸡冠，触之易出血，有恶臭，局部有渗出液。类似于舌癌。

乳岩　乳腺癌，是女性常见肿瘤之一。因郁怒伤肝，思虑伤脾，以致气滞痰凝而成。或冲任二经失调，气滞血凝而生。

痔　内痔、外痔、混合痔的合称。

内痔　生于肛门齿线以上，直肠末端黏膜下的痔。

外痔　生于肛管齿线之下的痔。

内外痔　是兼有内痔和外痔的混合痔。

息肉痔　多见于儿童，指直肠下端脱出的息肉，其色鲜红，质嫩蒂小，大小不等，最大者可如胡桃。常于大便时突出肛外，并伴有鲜血及黏液，较大的息肉需用手推送才能回纳。

翻花痔　内痔的一种。因其经久翻出肛外，表面不平滑，形如翻花。

沿肛痔　沿肛门外皮肤上突出小肉，由梅毒传染兼湿热下注而成。

锁肛痔　指肛门肿满而致肛门狭窄的一种病证。

脱肛　直肠或直肠黏膜脱出肛外的一种病证。常见于体虚的小儿和老年人。

肛漏 是肛门及其周围发生瘘管漏出脓水不止的病证，也称为"肛瘘"。

破伤风 指因皮肤破伤处受邪（破伤风杆菌）而致抽风的一种病证。

褥疮 指因长期受压迫而引起局部坏死溃烂的疮疡。本病多见于重病长期卧床者。

冻疮 因受冷冻，使局部血脉凝滞而致的皮肤损伤。多发于手足和耳郭等暴露部位。

血痣 因肤表或黏膜局部毛细血管持续扩张而致的皮肤病变，呈红色或棕色、青色，压之不退，大小不一，多数高出皮面，表面光滑，触破即流血。

疣 生长于体表的一种赘生物。

胼胝（pián zhī） 多发于手掌或足跖部皮肤。因长期受压或摩擦，局部气血运行阻滞而发生皮肤角质增生变厚，以跖、掌突出部位为常见。

鸡眼 常生长于足趾及足底前端。本病多因穿过紧的鞋子或足骨原来就有畸形，致使足部皮肤长期受刺激而引起。又称为"肉刺"。

茧唇 发生于唇部的一种病证。因有突起的白皮皱裂，状如蚕茧而得名。

飞痘 指牛痘接种部位以外生的痘疱。多因种痘后搔抓，以至痘毒传播；或因痘毒从体内途径传播而发。

虫斑 由于虫积而继发于头面或颈部的糠状鳞屑样皮肤病，类似单纯糠疹或白色糠秕疹。

体气 俗称"狐臭"。因湿热郁于腠理汗孔所致。

疠风 即麻风，因感触暴疠风毒，邪滞肌肤，久而发作。初起先觉患部麻木不仁，次发红斑，继则肿溃无脓，久而漫延全身肌肤而出现眉落、目损、鼻崩、唇反、足底穿等严重证候。

横痃（xuán） 性病名。由下疳引起的腹股沟淋巴结肿胀、发炎的症状。

杨梅疮 即梅毒。因疮的外形似杨梅得名。

第二节 骨伤科病证

正骨　诊治损伤的专科，也是古代医学"十三科"之一。

骨折　即骨的断裂。多由外来暴力或肌肉的强力牵拉致骨的完整性或连续性遭到破坏所致。

脱骱（jiè）　即关节脱位，指组成关节的骨端因正常连接受损害而离开其原有的解剖位置，亦称为"脱臼"。

扭伤　指关节附近软组织如筋膜、韧带或肌腱等因外力的猛烈牵拉而引起的损伤。

闪挫　闪伤和挫伤的合称。

闪伤　躯干因突然旋转或屈伸，使筋膜、韧带或肌腱等受急骤的牵拉而引起的损伤。

挫伤　体表受钝器直接撞击而致肌肉等软组织损伤。

金疡　即"金创"。指被金属利器创伤而化脓溃烂的疮疡。

刀晕　因创伤出血、疼痛或精神紧张而致的晕厥。

理伤续断　指处理各种外伤、骨伤疾病的简称。

正骨手法　即治疗骨折、脱证、扭挫伤时使用的各种手法，如摸、接、端、提、按、摩、推、拿等。

摸法　伤科触诊方法之一，是诊断损伤疾病的一种主要手法。即用手仔细地触摸检查肢体受伤部位及其周围情况，并通过触摸以发现患者有无骨折或脱证，以及辨别骨折的类型，作为治疗的依据。

接法　伤科正骨手法。就是将骨折的断端或碎片重新予以整复原位并接合在一起，也是各种正骨手法的总称。

端法　伤科正骨手法。有端正或端复原位的含义。主要用于骨伤和关节移位、脱证，医者用一手或双手握住伤部下端之骨，准确地进行端正复位。

提法　伤科正骨手法。就是将折断下垂的骨端用手或绳子向上、向外提出，以达到直接或间接完全复位的一种牵引手法。

按法　即用手指或手掌在穴位或体表某些部位施加一定压力，向下或内外压按的方法。

摩法　用手指或手掌在着力部位做环转摩擦的一种手法。

推法　用指、掌、拳面等部位紧贴治疗部位，运用适当的压力，进行单方向的直线移动的手法。

拿法　以拇指与其余手指指面着力，对称用力，捏而提起的一种手法。

正骨工具　指治疗各种外伤和骨折所使用的工具，主要用于骨折的固定。如通木、腰柱、披肩、竹帘、杉篱、小夹板、抱膝、振梃、裹帘等。

通木　正骨工具。即宽三寸、厚二寸的长杉木板一块，长度根据患者由颈部至腰部的距离来决定。木板的一面刻有上下纵行的凹槽，内填棉花，可以伏贴于患者的脊椎骨上；两侧则穿孔系以宽带，用以固定脊椎骨折。

腰柱　正骨工具。是用扁担形、扁平长条状的杉木四根，各宽一寸，厚五分，长短约一尺上下，并在其两端钻孔，以线绳互相连贯，可以围扎在腰部，用于腰椎骨折的固定。

披肩　正骨工具。是用熟牛皮制作的，用于锁骨骨折时固定肩部的工具。现已改用硬纸板及"8"形绷带固定来代替。

竹帘　正骨工具。外形和构造与夏天的竹门帘相似，但其大小则根据患部的具体情况而定，可以包裹在伤肢的外面，用于四肢骨折的固定。现用"小夹板"代替。

杉篱　正骨工具。系根据伤肢的形状、患部的长短宽窄，用杉木条编成竹篱状，用以固定骨折患肢。现多用"小夹板"代替。

小夹板　正骨工具。四肢骨折时作固定用。是用柳木、杉木或胶合板等作材料，按肢体长短制成的长方形薄板。

抱膝　正骨工具。多用藤条或竹条制成，外形圆圈状，比膝盖骨稍大，四边各系以条带，将圈放在膝盖骨上，条带结扎后可以固定膝部，用以治疗髌骨骨折。

振梃（tíng）　正骨用的拍打工具。为直径 2～3 cm 的小木棒。

裹帘　即绷带。

矾索叠砖　古代正骨的一种方法。用于治疗腰部扭挫伤及椎间盘脱出。让病人两足分别站在三层砖上（即"叠砖"），同时两手向上高举紧握住悬挂高处的绳索（即"矾索"），这时医生手扶病人腰部，由助手分三次抽去上、中、下三层砖。用以牵引脊椎骨，促使复位。

第十章　五官科病证

第一节　耳鼻喉科病证

耳聋　听觉障碍，不能听到外界声响的表现，轻者听而不真，重者不闻外声。

耳鸣　耳中自觉有蝉鸣或其他各种声响者。

耵聍（dīng níng）　即"耳垢"，外耳道的黄褐色分泌物，少量耵聍为正常现象。

耳疔　指生于外耳的疔疮。

耳疳　是一种耳内漫肿、流黑色臭脓的耳病，类似于慢性化脓性中耳炎。

耳痈　是一种耳窍臃肿，耳根焮热胀痛、溃破流脓的耳病，类似外耳道疖肿。

耳痔　凡外耳道内长出小肿块者，统称为"耳痔"。

耳后疽　本病系由三焦及胆两经火毒引起，其症状为耳后肿痛溃破流脓，并常伴有头痛、恶寒、发热等周身症状。

脓耳　耳内红肿焮热，鼓膜溃破，耳道出脓，类似于急性中耳炎。

鼻渊　以鼻流浊涕，量多不止，常伴有头痛、鼻塞、嗅觉减退为主要表现的疾病。即鼻窦炎。

鼻痔　即鼻腔内生赘肉肿块，又称为"鼻息肉"。

鼻疖　鼻内或鼻外因肺经壅热而出现小疖肿，局部发热红肿疼痛，疖肿成熟后顶口出现脓头。

鼻鼽（qiú） 表现为经常鼻流清涕，容易打喷嚏。类似于过敏性鼻炎。

鼻衄 即鼻出血。

鼻疳 此症多发生于小儿，症状为鼻孔赤痒，溃破生疮，疼痛。

酒齇（zhā）鼻 又称为"鼻赤"或"鼻齄"，系由于脾胃湿热上熏于肺，血瘀凝结而引起的病证。主要症状是鼻头血管扩张，局部皮肤发红，病久则呈紫红色，皮肤变厚，鼻头增大，表面隆起高低不平，状如赘瘤。

喉痹 凡咽喉肿痛诸病，感到阻塞不利、吞咽不爽甚至吞咽难下的，均属喉痹范围。

风热喉痹 多由风热邪毒侵袭咽喉部引起咽部红肿灼热、吞咽不利、疼痛。类似于急性咽炎。

阴虚喉痹 症见患部潮红，呈慢性充血，咽部不适，似常有痰而又不易咳出，吞咽欠爽。类似于慢性咽炎。

喉痈 是发生于喉间及其附近部位痈肿的总称。

喉关痈 症见扁桃体一侧或双侧的周围肿胀突起，焮红灼热，吞咽困难，悬雍垂亦肿胀变形，以儿童多见，与扁桃体周围脓肿相似。

上腭痈 又称为"悬痈"，系生于上腭部的痈疡。即上腭脓肿。

咽后痈 即生于咽后壁的脓肿，多因风热结毒壅盛化脓所致。

悬旗风 症状为口腔内悬雍垂下端尖头部出现紫色血泡，又称为"悬旗痈"。

喉疔 系邪热内侵肺胃，火毒上结于喉所致，其疮生于喉头两旁，根深。

喉瘤 指咽喉部一侧或两侧发生红色肉瘤，其表面光滑，质地坚硬，触之即痛。重症则表现呼吸困难，吞咽不利。

喉岩 咽喉部起有肿块，形如菌状，略高而厚，溃烂后流臭液，呼吸易受阻滞，又称为"喉菌"，即喉癌。

阴虚喉癣 咽部黏膜溃烂，表面突起，颜色晦暗，日久逐渐溃烂，疼痛，妨碍饮食。本病类似于咽黏膜结核或喉头结核，多见于肺结核患者。

乳蛾 本病起病急骤，喉核明显充血，红肿灼热，咽部疼痛厉害，扁桃体表面有黄白色脓样分泌物，形如蚕蛾，即急性扁桃体炎。

石蛾 即乳蛾之一种，症状略同乳蛾。多见于小儿，病情发展缓慢，且不易速愈，喉核发硬肿大，故名"石蛾"。本病类似于慢性扁桃体炎。

喉风 本病多因感受风热外邪，肺胃素有积热，致风火相扇，蕴结而成。

锁喉风 咽喉部突然肿痛，呼吸困难，吞咽不适，并伴有痰涎壅盛，牙关拘急，神志不清等。若有牙关紧闭，口噤如锁。

缠喉风 咽喉里外皆肿痛，迅速漫延至颈、颚、腮、龈等处，甚则连及前胸，呼吸急促。

喉疳 咽喉或上颚出现大小不等的黄白色点状溃疡。

白喉 由白喉杆菌引起的急性呼吸道传染病。临床特征有咽、喉、鼻或其他部位灰白色假膜形成，伴有发热、乏力、恶心呕吐、头痛。

梅核气 系因情志郁结，肝气夹痰所致。其症状为咽喉不红不肿，但自觉咽中有如梅核大小的异物阻塞，吐不出，吞不下。

垂痈 由心经火盛血壅所致。多见于初生婴儿，舌上长出如壳样的肿物，内有血水，胀起于舌面，坚硬疼痛。

锁喉毒 本病由心与小肠积热，又复外感风寒，凝结而成。其症状先是耳前部结核肿痛，逐渐影响到咽喉，肿塞疼痛，妨碍饮食。

唇疹 指口唇部发生的干性疮疹。

口丫疮 本病多为脾胃积热所致。常见于儿童，在一侧或双侧唇角处有皲（jūn）裂、糜烂，说话或进食张嘴时感到疼痛。

口疮 症见口腔内黏膜上生黄白色如豆样大小的溃烂点。

口糜 多因脾经积热，上熏口腔，致使口腔内出现白色形如苔藓状之溃烂点、疼痛，甚至妨碍饮食。

唇风 又称为"驴嘴风"，多发于下唇，主要症状是唇部红肿、疼痛、日久破裂、流水。

鹅口疮 又称为"雪口"，表现为口中糜烂，舌面上布满白屑，口舌疼痛，甚至可有身热烦躁等症。

喉痧 即猩红热，又称为"烂喉丹痧"，系由疫毒之邪由口鼻吸入，与肺胃蕴热相合，热毒上攻咽喉而见咽痛，咽喉红肿腐烂，热毒外出则全身皮肤出现痧疹。

第二节　眼科病证

针眼　又称为"土疡"，指生长在胞睑边缘的小疖，初起形如麦粒，微痒微肿，继则赤痛拒按。相当于麦粒肿。

眼丹　本病病因、部位等与针眼相同，但病情较重，胞睑可漫肿赤痛，有硬结拒按，甚至伴有头痛寒热等全身症状。

漏睛　因肝经风热或心火炽盛所致。表现为眼内眦红肿胀大，继发为溃破流脓，久不收口，缠绵岁月，脓液自内眦的泪窍而出。类似于泪囊炎。

眼胞痰核　因胃肠蕴热，与湿痰相结，以致阻塞经络，起于胞睑之间。其症状可见胞睑内有核状硬结（多生于上胞），按之不痛，推之移动，日久隆起发红，眼胞重坠胀涩。即睑板腺囊肿。

眼胞菌毒　因脾经湿热蕴结引起患者睑缘长出小疱，逐渐长出如菌形的赘生物，且有小蒂，不痛不痒，甚者眼翻流泪，视物昏蒙，有的经久不愈。类似于眼睑疱疹或粟粒疹。

风赤疮痍（yí）　本病系脾经风热毒邪与心火相夹而上攻于目所致。症见眼睑皮肤红赤起疱及溃烂，形似疮痍。类似于睑缘炎。

眼弦赤烂　因脾胃湿热，外感风邪所致。其特点是睑缘红赤溃烂，痒痛时作，重症甚至可能睫毛脱落，睑弦变形。即睑缘炎。

眦帷（zì wéi）赤烂　似眼角睑缘炎，其病因与眼弦赤烂相同。主要症状是两眦糜烂起痂，伴有痒痛感觉；重症甚至眦帷出血，睫毛脱落。

卷毛倒睫　又称为"睫毛倒入"。由于睫毛倒刺眼珠，患者有涩痛流泪、怕光等症状。甚至可发生浅层角膜溃疡，最后形成云翳。

上胞下垂　上睑肌肉无力，不能开大睑裂，常需抬头皱额以帮助视物。

睥（bì）翻黏睑 由于睑弦翻转，眼睑不能闭合，常感眼部干燥涩痛，甚至发生角膜炎。多发于下睑。

风火眼痛 俗称"火眼"，即急性结膜炎，系感受风热所致。表现为两眼刺痛，有异物感，分泌物增多，晨起上下睑被粘着，不易睁眼，结膜充血。

天行赤目 是感受四时风热毒疠之气所致胞睑肿胀，睑、白睛红赤，痒痛流泪，眼眵（chī）稠黏，常两眼先后受累或同时患病，即传染性结膜炎。

火疳 急性眼病。表现为白睛深部向外凸起暗红色颗粒，逐渐增大，红赤疼痛，怕光流泪，视物不清，严重者可破溃流水而成瘘管。

金疳 系肺火亢盛而致白睛出现形如细小米粒、周围有血管围绕的小疱，同时觉眼部涩痛、怕光、流泪。

白膜侵睛 黑睛边缘出现灰白的小疱，逐渐向中央进展，严重时灰白色小疱可融合成片，横越黑睛。患眼极度畏光，刺痛流泪，病状常反复发作。

椒疮 眼睑的睑胞内发生细小的颗粒状病变，状如花椒，即沙眼。

粟（sù）疮 眼睑内发生色黄而软的粟粒状病变。每与椒疮同时发生，沙涩痒痛。重症可因粟粒摩擦眼球诱发翳膜而影响视力。

胬（nǔ）肉攀睛 系心肺二经风热壅盛，加之脾胃积热而诱发胬肉由眦角隆起，呈灰白色，渐侵黑睛角膜，以致影响视力。

翳（yì） 黑睛部分由于疾病而失去其透明光亮的特性，代之以疤痕组织，以致轻重不等地障蔽视力。

凝脂翳 本病系毒邪侵犯黑睛，加以肝胆火炽，风热壅盛而起。其病状为头额剧痛，目痛羞明，泪出如流，颜色带黄绿，状如凝脂，类似于化脓性角膜炎。

云翳 黑睛上因患"凝脂翳"等一类疾病而遗留一层薄的不透明组织，如云如雾，故称"云翳"。

冰瑕（xiá）障 凝脂翳（化脓性角膜炎）如经早期及时而恰当的治疗，黑睛上的混浊即可吸收，仅留点状或片状薄翳，明亮光滑，如冰如瑕。

混睛障 黑睛部分呈现一片灰白色翳障，状如磨砂玻璃，视力严重障碍。类似于角膜斑翳。

聚星障　黑睛表面出现细小星翳，常三五成群，呈灰白色或微黄色，或散或聚，反复发作。如调治及时，预后良好，否则容易酿成黑睛云翳或溃破等重症。

旋螺突起　本病系因肝热过甚，致使风轮部分凸出如旋螺状，眼球变白或发青，日久变成黑色。重者可致盲。

蟹睛　本病多由火热上攻、治疗失当所致，表现为黑睛溃破，黄仁自溃口绽出，黑亮如蟹睛。

风轮赤豆　此病是肝经积热，气血失调所致黑睛部位有颗粒突起，白睛（球结膜）有赤脉缠布追随，色红如豆。

疳积上目　是小儿疳积续发的一种眼病，症见角膜混浊，视物不清，干涩怕光。如不及时调治，重者可引起黑睛破损，导致失明，系维生素 A 缺乏症所致的角膜溃疡病。

夜盲　俗称"鸡盲"或"雀目"。系缺乏维生素 A 所致在夜晚或黑暗处视物不清。

高风雀目　先天不足的遗传性疾病。患者白天视觉正常，一到夜晚或黑暗处，两眼视野狭窄呈管状，只能直视。本病相当于视网膜色素变性。

圆翳内障　表现为晶状体失去原有的透明度，变为混浊，使视力下降或丧失。类似于白内障。

暴盲　因肝气上逆，气血郁闭引起突然一眼或双眼失明。本病相当于视网膜中心动脉栓塞。

青盲　初起视物不清，似有薄纱遮挡，以后日渐加重，犹如隔雾视物，终至失明。

黄液上冲　"凝脂翳"的病情如继续发展恶化，就出现前房黄绿色脓性分泌物并逐渐增多，其上界呈水平线。本病类似于前房积脓。

血灌瞳神　血液进入风轮及瞳神部位，外观瞳神呈现一片红色，如不及时调治，容易造成严重后果。

绿风内障　瞳孔散大，色呈淡绿，视物不清，常见灯火呈红线色圆晕。急性发作时每伴有剧烈疼痛，恶心，呕吐，眼睑肿胀，眼球充血。急性期缓解后，视力大减。本病容易复发，逐次加重，如不及时治疗，容易引起失明。本病类似于青光眼。

五风内障 "内障"又可分为"青风""绿风""黑风""乌风""黄风"五种内障。证候与"绿风内障"相近，依瞳仁所见颜色不同而命名。"风"是表示病势变化迅速。青风、绿风病较轻、较常见；黑风、乌风少见；黄风表示病最重，易致失明。

真睛破损 眼珠因外物射入或跌仆而穿孔，是一种严重的眼疾，如处理不当，可致失明。

胎患内障 婴儿患先天性内障。双目外观似正常，但视力有不同程度的丧失。

花翳白陷 指风热毒邪侵犯黑睛而使其表面生翳，如花瓣形状，中间凹陷。如调治失宜，易恶化而变成"蟹睛"，甚至严重影响视力。

赤丝虬（qiú）脉 指白睛上血络赤丝明显的病证。多因血络郁滞所致。

赤脉传睛 指白睛上由两眦开始出现赤脉，逐渐向内扩展。多因嗜食油荤厚味，心火亢盛上扰于眼所致。

赤脉贯布 指白睛上血管增多，布满整个白睛，是多种眼病的共同症状（如椒疮、粟疮、火疳等），又称为"赤脉如缕"。

赤膜下垂 又称为"垂帘障"，类似沙眼性角膜血管翳。表现为整排的细小血管自白睛上方向下侵入黑睛，患者常有目痒流泪，羞明畏光。重症可畏至瞳孔，翳膜菲薄。

白翳包睛 是"赤膜下垂"（垂帘障）证的进一步恶化。其症状为血脉贯布，遮满黑睛（角膜和虹膜部分），不能视物。常伴有头痛、便秘、目痛等症状，有时可致失明。

风牵偏视 又称为"口眼㖞斜"。表现为眼与唇口偏向一侧，且常有流泪过多、眼睑闭合障碍等症状。

瞳神缩小 指瞳孔失去展缩能力，日渐缩小。多因肝肾劳损，虚火上炎或肝经风热上攻而成。

瞳神干缺 指瞳孔失去正圆状态，追缘如锯齿或梅花状。常为"凝脂翳"等重症所遗留下来的后果，最终也可导致失明。

通睛　俗名"斗鸡眼"。即一眼或双眼的黑眼珠相对偏于眦侧。

白睛溢血　又称为"胭脂障"。表现为白睛表面呈现部分充血，色鲜红，界限分明，重者可有出血现象。数日后可自行消退，预后良好。

黑睛破损　指黑眼珠（包括角膜、虹膜等部分）因眼病或受外伤而溃破损伤，是一种严重的病症，如处理失当，可导致失明。

虬蟠卷曲　指白睛（球结膜）血管充血，脉络稀疏旋曲。

虬脉纵横　指白睛（球结膜）血管充血，脉络粗细纵横。

视赤如白　即色盲。多因先天发育不良，阴精不能上达于眼所致。患者对某些颜色或全部颜色失去辨别的能力。

外障　指发生在胞睑（包括眼睑皮肤、肌肉、睑板和睑结膜等）、两眦（包括泪器）、白睛（包括球结膜和前部巩膜等部分）、黑睛（包括角膜和虹膜等部分）部红赤肿胀，眼多出现胶粘现象，或出现星点云翳、赤膜、胬肉等，统称为外障。

内障　凡眼珠内部（包括瞳孔及玻璃体以及眼底等部位和眼内组织）的疾患，统称为内障。

第十一章 针 灸

第一节 针 法

针灸 是"针法"和"灸法"两种治疗方法的合称，又称为"针灸疗法"。

针法 是用金属制的针刺激人体一定的体表部位，以达到治疗目的的方法。

火针 一种特殊的针刺法。其方法是将金属针的尖端烧红后，迅速刺至人体一定部位的皮下组织，并迅速拔出。这种方法多用于治疗外科某些疾病及风湿性关节炎，又称为"燔针""焠针""烧针"。

焫（ruò） 即烧的意思，在古医书中指用火针（烧针）、温针或砭石加热以刺激体表局部的疗法。

砭（biān）石 又称为"砭""石针"。远古时期，人们为了解除疾病痛苦，用普通石块在患病局部进行撞击。随着石器时代工具的产生，出现了医疗专用的石制工具，即砭石，并广泛地用于切脓包和刺破皮下血管放血，是一种最古老的医疗工具。

烙法 是火针的一种。其应用有二：一是用这种方法来治疗已经化脓的疮疡，避免出血；二是在一定穴位上进行火针的方法，也称为"点烙"。

温针 是在应用针法的同时加以温热刺激的一种疗法。一般多在刺入皮下的毫针柄上，或针体部用艾绒燃烧，使热通过针体传入体内，达到治病的目的。

电针　是将毫针刺入人体一定部位后，再在针上通以电流的治疗方法。

针刺麻醉　是将毫针刺入选定穴位后，通过手法操作（或用电流）进行诱导，使病人在清醒的状态下接受各种手术治疗。

电针麻醉　针刺麻醉方法之一，即用电流代替手法操作，使用时比较简便。

指针　用手指按压一定部位的皮肤（穴位），以代替金属针刺入皮下的一种治疗方法。

点刺　针刺手法中的一种，即速刺法。其法是以左手捏紧皮肤，右手持针，用拇、食指握针柄，迅速刺入皮下浅层静脉，立即出针，然后压挤出数滴血液的方法。

丛针　将若干枚等长的毫针并列放在一起，使针尖相齐，称为"丛针"。

皮肤针　多枚针集束固定，用以浅刺皮肤的针具。又称为"梅花针""七星针"。

皮内针　用长约一寸左右消毒短毫针或揿（qìn）针，倾斜刺（横刺）入皮下（针柄外露）后，再以胶布固定，在局部不痛及不影响患者肢体活动的条件下将针在皮下置留 1 ～ 7 天。此法多用于治疗慢性或疼痛性疾病。

揿针　是一种形似图钉状的针，针柄扁平状，针体约一至二分长。用时可以将针体揿入皮下。

透针　在针刺入某一穴位后，斜刺或直刺将针尖刺抵相邻近的穴位或经脉部位。因为是用一针同时穿透两个以上的经脉或穴位，所以又称"透经"或"透穴"。这种透针深刺的方法，多用于需要较强刺激的情况。

体针　泛指一般用来针刺身体各部位经脉、穴位的针刺疗法。

耳针　指使用短毫针针刺或其他方法刺激耳穴，以诊治疾病的一种方法。

耳针疗法　针刺耳郭特定腧穴，以治疗疾病的方法。

头针疗法　利用在头部相当大脑皮层功能定位的皮肤投射区进行针刺

治疗的方法。

水针疗法 指在经络、腧穴、压痛点或皮下反应物上，注射适量的药液，以治疗疾病的方法。

穴位注射疗法 又称"水针"，是选用中西药物注入有关穴位以治疗疾病的一种方法。

九针 指古代常用的九种不同形状和用法的针。即镵针、圆针、锃针、锋针、圆利针、铍针、毫针、长针、大针。

镵针 九针的一种，针的头部膨大而末端锐利。用于浅刺，治疗热病、皮肤病。

圆针 九针的一种，针体如圆筒状，针尖呈卵圆形。多用于按摩穴位以治疗肌肉疾病。

锃针 九针的一种，针体粗大而针尖钝尖。多用于治疗血脉病及热病。

锋针 九针的一种，即现代常用的"三棱针"，针体圆，针尖呈三棱状，有刃。主要用于刺破皮下静脉及小血管。

圆利针 九针的一种，状如马尾，针尖又圆又尖。多用于治疗痈肿、痹病和某些急性病。

铍针 九针的一种，针的下端如宝剑形，两面有刃。多用于外科，以刺破痈疽，排出脓血。

毫针 九针的一种，也是现代最常用的针刺工具，用来针刺人体穴位以达到治疗的目的。

长针 九针的一种，针体较长，一般为六至七寸（相当于20～23cm）或更长一些。多用于深刺，以治疗慢性风湿病、坐骨神经痛等。

大针 九针的一种，针体较粗，针尖微圆。多用于治疗全身水肿及腹中癥瘕等病。

进针 针刺手法之一，即将毫针刺入体内的方法。

捻针 针刺手法之一，是将毫针进行左右捻转的方法。

弹针 针刺手法之一，其方法是在刺入体内后用指头轻弹针柄，使针体的下部出现轻度震动。

留针 针刺手法之一，即针刺入穴位并在出现针感后，将针放置穴内不动，经过一定时间后再拔针的方法。留针时，时间的长短，可根据病人的具体情况决定。

搓针 针刺手法之一，是在针刺人体内后，用右手拇、食指将针向一个方面捻转（如搓线状），此法有加强针感的作用。要注意转针时不要太紧，以防缠着肌肉纤维产生剧烈疼痛。

循针 针刺手法之一，即先用手指循按所要针刺的穴位局部及其所属经脉，使气血宣散后再行针刺的方法。

退针 针刺手法之一，指针入体内一定的部位后，逐渐由深至浅向外退出针体（以不拔出皮肤外面为度）的方法。

出针 针刺完毕后，一手固定穴位，一手持针，用捻转或直接向上提针等手法将针拔出体外。

九刺 古代应用的九种针法。即输刺、远道刺、经刺、络刺、分刺、大泻刺、毛刺、巨刺、焠（cuì）刺。

输刺 九刺法的一种，指刺四肢部的井、荥、俞、经、合等穴位和背部的脏俞穴。

远道刺 九刺法的一种，指身体上部有病时，取下肢部阳经的俞穴进行治疗。

经刺 九刺法的一种，当某一经脉有病时，在该经经脉上进行针刺的方法。

络刺 九刺法的一种，指用三棱针刺破皮下小血管放血。

分刺 九刺法的一种，指直接将针刺入肌肉的间隙处。

大泻刺 九刺法的一种，指利用铍针切开脓疡，排出脓血。

毛刺 九刺法的一种，指用短的毫针浅刺皮肤。

巨刺 九刺法的一种，是在身体一侧（左侧或右侧）有病时，针刺对侧（右侧或左侧）穴位的一种方法。

焠刺 九刺法的一种，即"火针"。

十二刺 是十二种古代针法。即偶刺、报刺、恢刺、齐刺、扬刺、直针刺、输刺、短刺、浮刺、阴刺、傍针刺、赞刺。

偶刺 十二刺法的一种，用于治疗心胸痛。方法是在疼痛的前胸和后背相对应的部位用手按住，前后各斜刺一针，但要注意防止直刺和深刺，以免伤及内脏。

报刺 十二刺法的一种，用于治疗没有固定部位的疼痛。刺法是找到疼处，即直刺一针，并留针不拔，而以左手循按局部，找到另一个疼处后，先将前针拔出，再在第二个疼处刺针。

恢刺 十二刺法的一种，用于治疗肌肉痉挛、疼痛。即将针直刺在病痛的肌肉一侧，并上下前后左右摇动针体，以使肌肉弛缓。

齐刺 十二刺法的一种，用于治疗部位较小和较深的寒气。刺法是在患处中央刺一针，两旁刺入两针。

扬刺 十二刺法的一种，用于治疗范围较大和病位较浅的寒气。刺法是在患病局部中央刺一针，四周再浅刺四针。

直针刺 十二刺法的一种，用于治疗病位较浅的寒气。刺法是提起皮肤，刺入皮下，不用深刺。

短刺 十二刺法的一种，用于治疗"骨痹"。刺法是稍摇动地将针刺入，深达骨部，并进行提插手法。

浮刺 十二刺法的一种，用于治疗寒性的肌肉痉挛。刺法是从患处的侧旁进行浅刺。

阴刺 十二刺法的一种，用于治疗寒厥。刺法是针刺两侧足内踝后足少阴肾经的太溪穴。

傍针刺 十二刺法的一种，用于治疗慢性风湿。刺法是在患部直刺和傍刺各一针。

赞刺 十二刺法的一种，用于治疗痈肿。刺法是在患处将针直入直出，反复多次地浅刺，使患部出血。

三刺 古代针法的一种，其方法是把针刺入皮下的深度分为三层。即先刺至浅层，再较深刺入，最后刺入更深的部位。

五刺 是适应与五脏有关病变的五种古代针法。即半刺、豹文刺、关刺、合谷刺、输刺。

半刺 五刺法的一种。即刺入很浅，并很快拔针，不伤肌肉，如拔毛状。这是用于治疗肺病的一种古代针法。

豹文刺 五刺法的一种。即在患病部位的前后左右多处刺破小血管，排出瘀血。这是用于治疗心病的一种古代针法。

关刺 又称为"渊刺"，五刺法的一种，用于治疗筋痹。刺法是直接将针刺入四肢关节周围筋肉的附着部，但应防止出血。这是用于治疗肝病的一种古代针法。

合谷刺 五刺法的一种，用于治疗"肌痹"。刺法是在患病局部向左、右两侧外方斜刺，直接针在肌肉部分，好像鸡爪的形状。这是用于治疗脾病的一种古代针法。

以左治右、以右治左 是针灸治疗的一种方法。当身体一侧（左或右侧）有病痛时，针灸另一侧（右或左侧）的穴位进行治疗。

缪刺 古代刺法名词，是在身体一侧（左或右侧）有病时，针刺对侧（右或左侧）穴位的一种方法。主要应用于虽有身体外形疼痛的症状，但脉象正常。

禁刺 即针法的禁忌事项。其中包括禁针部位（如内脏部位的深刺、孕妇的腹部、婴幼儿囟门部、禁针穴位等）、酒醉、过饥、过饱、过度疲倦、情绪的激烈变化（大怒、大惊、大恐），以及房事以后等，都不可立刻进行针刺，以免出现晕针和其他异常反应。

循经取穴 全身经脉在体表的循行均有一定的路线，在针灸治疗时可以选与患病局部相同的经脉。

晕针 针法操作时的异常反应。即在针刺过程中病人出现头晕、恶心、胸闷、面色苍白，甚至四肢发凉、出冷汗、血压下降和昏厥等休克或虚脱现象。多因对初次针刺治疗的病人用过强的手法，或病人精神过度紧张、疲劳、饥饿、体弱等原因而引起。处理方法：应将针拔出，使患者平卧，在清醒状态下可饮用热水，配合针刺人中等穴即可缓解。

折针 针法操作时的异常情况。指毫针刺入体内的部分在皮下折断。多因用针有损伤、剥蚀等缺损，与患者体位的较大移动有关。处理方法：要沉着细心，让病人保持原来体位，尽量用镊子夹出折针断端，必要时以手术取出。

滞针 针法操作时的异常反应。即将毫针刺入体内后，出现不能捻转、提插或手法操作困难等现象。多因病人精神紧张引起肌肉痉挛或捻转手法幅度太大，肌纤维缠绕针尖所致。处理方法：首先要解除病人顾虑，然后在滞针部位的周围轻度按摩，并将针轻轻提插，或在附近再刺一针，使局部肌肉松弛，再将针拔出。

弯针 针法操作时的异常情况。即针入体内后，针体产生弯曲的现象。多由于外界刺激使病人肌肉突然收缩或移动体位，或手法操作不熟练等原因引起。处理方法：应先轻轻地挪动、恢复原来体位，根据针的弯曲角度和方向，顺势将针徐徐拔出，切勿用力猛拔或捻转，以防折针。

调气 针法名词，是指应用针刺的补泻方法，可以调节人体阴阳，改善人体的机能。也就是通过针刺增强身体的抗病能力，纠正体内各种组织和内脏的病理状态。

得气 针法名词，即针感。在针刺穴位后，经过手法操作或较长时间的留针，使病人出现酸、麻、胀、重等感觉，行针者则觉得针下沉紧，称为"得气"。

导气 针法名词，是促使针刺"得气"的一种手段。得气所出现的感觉的有无，一般多通过各种针刺的手法操作而产生。

候气 针法名词，是在针入穴位后用较长时间的留针来促使"得气"的一种方法，属于针法中补法的一种。此法多用于身体虚弱，不适宜接受较强刺激手法的病人。

补泻 "补"和"泻"是治疗上的两个重要原则。"补"，主要用于治疗虚证；"泻"，主要用于治疗实证。在针灸疗法中的补泻主要是通过应用不同手法以产生不同刺激强度与特点而取得的。

大泻 针刺手法中泻法的一种。即针刺入穴位后用一手紧按并固定针刺部周围的皮肤，另一手持针柄向左右前后大幅度地摇动，使针孔开大的一种方法。

开阖（hé）补泻 针刺手法之一。是在出针后用手揉按针孔，使针孔闭塞，称为"阖"，就是补法；如在出针时摇大针孔，不加揉按时，称为

"开"，也就是泻法。

迎随补泻　针刺手法的一种。即针刺时使针尖顺着经脉循行方向进针和操作的称为"随"，即补法；凡针刺时使针尖逆着经脉循行方向进针和操作的称为"迎"，即泻法。

呼吸补泻　针刺手法的一种。指在患者吸气时进针，呼气时出针则为泻法；呼气时进针，吸气时出针则为补法。

疾徐补泻　针刺手法的一种。即缓慢进针、疾速出针为补法；疾速进针、缓缓出针为泻法。

提插补泻　针刺手法的一种。是对任何一个穴位的预定刺入深度分为三等份。补法是分三次按照浅、中、深的顺序进针，而出针时则一次退出；泻法是直接针入预定的深度，然后按照深、中、浅的顺序出针。

捻转补泻　针刺手法的一种。即向前捻按是补法，向后捻提是泻法。

烧山火　复式补泻手法，用于治疗寒证，属于补法的一种。其操作方法是：让病人呼气，随即迅速将针刺入皮下浅层，并重按穴位周围皮肤，强烈捻转多次，稍行进针，做同样捻转，一直刺入到一定的深度，再同样捻转。在病人感觉局部或全身有温热感后，将针缓缓地捻转退出。

透天凉　复式补泻手法，用于治疗热证，属于泻法的一种。其操作方法是：让病人吸气，随着吸气将针慢慢地刺入预定的深度，然后按压穴位周围皮肤，用手多次轻捻针柄，如局部或全身觉有凉意，就迅速向上稍行提针，做同样捻转，再迅速稍行提针和捻转后急速将针拔出。

子午流注　是针灸按时取穴的一种操作规程方法。以十二经中的"五俞"穴（共66个穴位）为基础，配合日、时的天干、地支变易，推算经脉气血盛衰开阖情况，决定出某天、某时用什么穴位。

灵龟飞腾　以奇经八脉的八穴为基础，配合八卦、九宫和天干、地支的变易，进行选配八脉交会穴防治疾病的方法，又称为"灵龟八法""飞腾八法"。

第二节 灸 法

灸法 用艾绒或其他药物放置在体表的腧穴上烧灼、温熨等，借灸火的温和热力以及药物的作用，通过经络的传导，温通气血，扶正祛邪，达到治疗疾病和预防保健目的的方法。

艾绒 施灸时所用的主要材料。

艾炷 由艾绒制成的圆锥形艾团。

艾炷灸 灸法的一种。是将"艾炷"放在体表的穴位或一定部位上点燃，以达到治疗目的。

壮数 即每次施灸所点燃的艾炷数。凡施灸时点燃一个艾炷，称为一壮。

直接灸 即将艾炷直接放在穴位皮肤上燃烧的一种方法。根据刺激量的大小和瘢痕形成与否，分有瘢痕灸和无瘢痕灸两种。

间接灸 施用灸法时，将艾炷隔着姜片、蒜片、食盐末或在附子饼上施灸，而不直接将艾炷放在皮肤上。

瘢痕灸 将艾炷直接置于施灸部位上点燃，以使局部皮肤起疱、化脓，形成永久性瘢痕的直接灸法，又称为"化脓灸"。

无瘢痕灸 即非化脓灸，直接灸之一。是将艾炷直接置于穴位上点燃施灸，但不灼伤皮肤，不使局部起疱化脓。

隔姜灸 灸法的一种。将生姜切成一分厚的片，放在施灸的穴位上，再将艾炷放在姜片上燃烧灼灸。

隔蒜灸 灸法的一种。将蒜切成一分厚的片，放在施灸的穴位上，再将艾炷放在蒜片上点燃。

隔盐灸 灸法的一种。用食盐将脐窝填平，盐上放较大艾炷点燃，待患者感到灼痛再更换艾炷。可治疗腹痛、吐泻、虚脱等症。

隔饼灸 间接灸的一种。用辛温或芳香类的药物制成薄饼，放在施灸部位上，再在饼上点燃艾炷。常用的有附子饼灸。

椒饼灸 用白胡椒末加面粉和水，制成薄饼。饼的中心放置丁桂散药末（丁香、肉桂）少许，在上面用艾炷施灸。多用于慢性风湿性关节炎。

豉饼灸 用黄酒将淡豆豉末调和，制成厚约二分的圆饼，上置艾炷施灸。多用于痈疽，溃后久不收口，疮色黑暗。此法可促使疮口愈合。

附子饼灸 用生附子细末加水制成薄饼，上置艾炷施灸。多用于慢性疮疡久不收口，仅流水而无脓者。

艾条 用棉纸包裹艾绒制成的圆柱形长卷。

药物艾卷 指用艾绒掺和一定的药物粉末卷制而成的艾卷。

回旋灸 艾卷灸法的一种。指将艾卷点燃的一端在施灸的皮肤上进行前、后、左、右的周旋移动，而不是将艾卷固定于穴位上。

温和灸 艾卷灸法的一种。指将艾卷的一端点燃，靠近穴位，并保持一定距离，使患者感觉热度适中，以不过分灼热为度。这种灸法一般需保持 10 ～ 15 分钟。

第十二章 推拿、刮痧和拔罐

第一节 推 拿

按摩 是医生运用手法防治疾病的一种医疗方法。又称推拿。

揉法 以指面或掌根部着力，腕关节连同前臂做小幅度的回旋活动。

掐法 用指甲按压穴位。

搓法 以双手掌置于肢体两侧面，相对用力做方向相反的来回快速搓揉。

摇法 被动摇动受术者肢体关节的手法。

滚法 通过前臂的往返摆动带动腕关节做屈伸运动并带动着力部对施术部位进行滚动性压力刺激的一种手法。

抖法 用双手或单手握住患肢远端，做小幅度的上下连续颤动，使关节产生疏松感的手法。

推法 用手、掌、拳等部位着力于一定部位做直线推压的一种手法。

一指禅推法 以拇指的指端或指面或桡侧偏峰着力于治疗部位，通过前臂带动腕关节往返摆动，并且带动拇指的关节做屈伸运动，使产生的力持续作用在治疗部位上的一种手法。

摩法 用指面或掌面着力于一定部位，以腕关节连同前臂一起环行摩擦的一种手法。

擦法 以手掌或大鱼际、小鱼际着力于一定部位，做直线往返摩擦运动的一种手法。

抹法　以双手或单手拇指指面为着力部，紧贴于一定部位，做上下或左右轻快柔和的往返移动的一种手法。

按法　以手指或手掌着力于一定部位，逐渐用力，按而留之的一种手法。

点法　以指端或屈曲的指间关节突起部着力，对所施部位进行点压的一种手法。

弹拨法　以指端着力，做与肌纤维、肌腱或韧带呈垂直方向拨动的一种手法。

拿法　以拇指与其余四指的指面着力，对称用力，捏而提起的一种手法。

捻法　用拇指与食指夹住指趾，捏住作用部位，做快速对称捻揉的一种手法。

拍法　用虚掌拍打体表的一种手法。

击法　用拳背、掌根、小鱼际、指尖或桑枝棒击打所施部位的一种手法。

叩法　手握空拳或半握拳，以指掌尺侧叩击所施部位的一种手法。

拔伸法　用对抗力量对关节或肢体进行牵拉，使其伸展的一种手法。

屈伸法　使关节做被动屈伸运动的一种手法。

扳法　根据治疗的需要，运用巧力寸劲扳动受术者肢体关节的一种手法。

巧力　顺应各关节结构特征和活动范围的手法技巧力，不是蛮力、暴力。

寸劲　所施之力快而突发突止，增大的幅度控制在既能达到效果又不过大而引起损伤。

开天门　小儿推拿中用两手拇指桡侧从两眉间中点起自下向上交替直推至前发际。

推坎宫　小儿推拿中用两拇指桡侧面从两眉头沿眉弓上缘分推至眉梢。

运太阳　小儿推拿中用中指指端揉太阳穴。

运耳后高骨　小儿推拿中用中指按揉耳后高骨。

分推腹阴阳　小儿推拿中用两手拇指指腹从中脘穴同时斜下向两旁分推。

推天柱骨　小儿推拿中用食指、中指从后发际正中向下直推至大椎穴。

推下七节骨　小儿推拿中用食指、中指指腹从第四腰椎向下直推至尾骨端。

推上七节骨　小儿推拿中用食指、中指指腹从尾骨端向上直推至第四腰椎。

揉龟尾　小儿推拿中用食指、中指端按揉尾椎骨端。

捏脊　小儿推拿中用拇指指面顶住皮肤，食、中两指前按，三指同时对称用力提拿捻捏，双手交替从尾椎至大椎移动。

推脊　小儿推拿中用食指、中指指腹从大椎向下直推至尾椎。

补脾经　小儿推拿中微屈患儿拇指，从拇指指尖推至拇指指根。

清肝经　小儿推拿中自食指掌面末节指纹起推向指尖。

清心经　小儿推拿中自中指掌面末节指纹起推向指尖。

清肺经　小儿推拿中自无名指掌面末节指纹起推向指尖。

捣小天心　小儿推拿中中指微屈，以第二指间关节突起处捣手掌大小鱼际交接的中点凹陷处。

运土入水　小儿推拿中以拇指桡侧，自拇指尖经掌根推至小指尖端。

运水入土　小儿推拿中自小指尖经掌根、拇指桡侧，推至拇指尖端。

揉一窝风　小儿推拿中用拇指或中指指端揉手背腕横纹正中凹陷处。

推三关　医生食指、中指并拢，用指腹沿着患儿前臂桡侧从腕横纹成一条直线推至肘横纹。

退六腑　医生食指、中指并拢，用指腹沿着患儿前臂尺侧从肘横纹成一条直线推至腕横纹。

清天河水　医生食指、中指并拢，用指腹沿着患儿前臂掌侧正中从腕横纹成一条直线推至肘横纹。

第二节 刮 痧

刮痧 是中国传统的自然疗法之一，它是以中医经络理论为基础，用牛角、玉石等在皮肤相关部位刮拭，以达到疏通经络、活血化瘀之目的。刮痧可以扩张毛细血管，增加汗腺分泌，促进血液循环，对于高血压、中暑、肌肉酸疼等所致的风寒痹证都有立竿见影之效。经常刮痧，可起到调整经气，解除疲劳，增加免疫功能的作用。

放痧 用消毒好的细三棱针，在病人两臂弯、两腿弯的大静脉血管上快速点刺，使瘀血和痧毒从血液里放出。通过放痧，可使血液流通加速，瘀者通，新者生，症状很快减轻或消失，所以放痧又称为"放血疗法"。

扯痧 用食、拇、中三指，提扯病人的皮肤和一定的部位，使浅层毛细血管渗出血液，出现一些暗紫色的疹点子来。扯，包括拧的意思，所以又称为"拧痧"。

揪（jiū）痧 右手食指、中指绻（quǎn）起，指背蘸水使其湿润，在病人喉咙两旁，或 6～7 颈椎上下，用力揪拔，并连连发出"巴巴"的声响。

挤痧 用两手拇指，或单手食、拇二指，在疼痛的局部用力挤压，连续挤出一块块或一小排小紫红疹斑，称为"挤痧"。

痧象 痧痕明显，刮痧后，皮肤很快会出现一条条痧痕和累累细痧粒（出血点）。

刮痧板 是刮痧的主要器具。常用的刮痧板有玉石、水牛角等材质，有半圆形、鱼形、肾形、椭圆形刮痧板及多功能刮痧板等。

刮痧油 是中医外用药，红棕色澄清液体，配合刮痧疗法使用。刮痧油采用天然的透性强、润滑性好的植物油和十多种天然中药，重新进行配伍，遵古法炮制，采用现代高科技的方法和工艺提纯精制而成。具有滋润皮肤、开泄毛孔、活血化瘀、清热解毒、疏经通络、排毒驱邪、消炎镇痛的功效。

第三节 拔 罐

拔罐 又称为"火罐气""吸筒疗法",古称"角法"。这是一种以杯罐作工具,借热力排去其中的空气产生负压,使其吸着于皮肤,造成瘀血现象的一种疗法。

药罐 是在拔火罐操作时加入适量相应的药物,形成相应的药罐。

走罐 在拔火罐时,把罐体推拉移动,以扩大作用面的拔罐疗法。要选用罐口光滑的罐,将局部皮肤涂少许油脂,拔上火罐后在皮肤上平行地上下左右移动。

闪罐 拔罐疗法的一种。当火罐吸着体表后,立刻除去,又吸上,随拔随除,反复多次,直至皮肤潮红。

竹筒火罐 取坚实成熟的竹筒,一头开口,一头留节作底,罐口直径分3、4、5cm三种,长短8～10cm。口径大的,用于面积较大的腰背及臀部;口径小的,用于四肢关节部位。

陶瓷火罐 使用陶土,做成口圆肚大,再涂上黑釉或黄釉,经窑里烧制的称为"陶瓷火罐"。有大、中、小和特小的几种,其里外光滑,吸拔力大,经济实用,北方农村多喜使用。

玻璃火罐 是用耐热硬质玻璃烧制的。形似"笆斗",肚大口小,罐口边缘略突向外,有1、2、3三种型号,清晰透明,便于观察,罐口光滑,吸拔力好。因此,玻璃火罐被人们广泛地使用。

抽气罐 是利用机械抽气原理使罐体内形成负压,罐体吸附选定的部位,皮下及浅层肌肉充血,刺激人体皮部、经筋、经络穴位以达到排除毒素、疏通经络、行气活血、扶正固本、促进新陈代谢、调动脏腑功能,最终达到净化血液的一种非药物自然物理生态疗法。

　　角制罐　系用牛角或羊角等加工制成，用锯在角顶尖端实心处锯去尖顶，实心部分仍需留 1 ～ 2cm，不可锯透，作为罐底。口端用锯锯齐平，打磨光滑。长约 10cm，罐口直径有 6cm、5cm、4cm 三种。其优点是经久耐用，但因动物犄角不易收集而很少应用。

　　紫铜罐　紫铜罐是藏医、蒙医传统的拔火罐。

第十三章 医 史

金元四大家 以刘完素（守真）、张从正（子和）、李杲（东垣）和朱震亨（丹溪）四位医学家为四大家。

寒凉派 刘完素（守真）主张疾病多因火热而起，倡"六气皆从火化""五志过极皆能化火"之说，治疗多用寒凉药。

攻下派 张从正（子和）认为"治病应着重在驱邪，邪去则正安，不可畏攻而养病"。因此，治病善于应用汗、吐、下三法，世称"攻下派"。

补土派 李杲（东垣）认为"人以胃气为本"，善于温补脾胃之法，世称"补土派"。

养阴派 朱震亨（丹溪）认为人体"阳常有余，阴常不足"，所以治病多用"滋阴降火"的办法，世称"养阴派"。

伤寒派 自从汉代张仲景著成《伤寒论》以来，尊张仲景伤寒之说者自成一派，后世称之为"伤寒派"。

温病派 提倡和赞同温病学说的医家，自成一大派，后世称之为"温病派"。明代以后形成，以研究外感温热病为主的学派。

疾医 即现在的内科医生。

疡医 是治疗肿疡、溃疡、金疮、折伤等外科疾病的医生。

食医 相当于现在的营养医生。

带下医 专门治疗妇产科疾病的医生为带下医。

十三科 大方脉、杂医科、小方脉、风科、产科、眼科、口齿科、咽喉科、正骨科、金疮肿科、针灸科、祝由科、禁科等元代十三种医学专科的合称。

唐代四科 即医科、针科、按摩科和咒禁科。

宋九科 宋代太医局分医学为九科，即大方脉、风科、小方脉、疮肿兼折伤、眼科、产科、口齿兼咽喉科、针兼灸科、金镞（zú）兼书禁科，故称"宋九科"。

清代九科 是指十八世纪时分医学为大方脉、伤寒、妇人、小方脉、疮疡、眼科、口齿咽喉、针灸、正骨等而言。

大方脉 我国古代医学分科的一种。专门治疗成年人疾病，相当于现代的内科。

小方脉 我国古代医学分科的一种。专门治疗小儿疾病，相当于现代的小儿科。

风科 古代医学分科的一种，其范围包括各种因"风"邪所致的疾病。

金镞 古代医学分科的一种，是指专门治疗刀、枪、箭伤等战伤的一门专科。

妇人 在医学术语中，妇人是指古代治疗妇女病的专科，又称为"女科"。相当于现代的妇产科。

祝由 古代用祝说病由的迷信方法以治疗疾病者称为"祝由"。"祝说"，就是装出一副能通鬼神之事的模样，祝祷鬼神消灾免难，解除病人的疾病痛苦。

针灸铜人 是中国古代供针灸教学用的青铜浇铸而成的人体经络腧穴模型。始于北宋天圣年间，王惟一主持铸造。

东医 韩国、越南等国对中医的称谓。

汉医 日本人对中医的称谓。

炼丹术 古代炼制丹药的一种技术，是近代化学的先驱。始于周秦，九、十世纪由我国传入阿拉伯，十二世纪传入欧洲。

五禽戏 由华佗发明，以模仿虎、鹿、熊、猿、鸟的动作姿态，进行锻炼身体的一种古代医疗体育。

医经 指中医学术的古典著作，汉以前的医书七部共216卷，称为医经。

医案 即病案。

医话 即医生的笔记。

医论 是一种专门论述医生个人学术见解的专著。相当于现代的医学论文集。

太医 即太医院的医生，专为帝王和宫廷官员等治病的。

御医 是专门为皇帝及其宫廷亲属治病的。

世医 子承父业，世代相传的医生称为"世医"。

大医 对道德品质和医疗技术都好的医生的尊称。

铃医（走方医） 周游于民间的医生，由于他们以串铃招呼病家，故名。

巫医 用画符、念咒等迷信方法（也有兼用一些药物）驱除鬼神作祟，以作为治病手段的职业者。

郎中 古代南方对医生的称谓。

大夫 ①清以前太医院长官的职位相当于大夫，因此，太医院五品以上的医官都称大夫；②北方人习惯称医生为大夫。

医工 古代对一般医生的称谓。

上工 古代对技术精良的医生的称谓。

中工 古代对具有中等医疗技术的医生的称谓。

下工 古代对医疗技术不高明的医生的称谓。

良工 古代对医疗技术精良的医学家的称谓。

医林 即医界。

太平惠民和剂局 是宋代官方举办的买卖药材的机构。宋代对药材大多实行官卖，十一世纪后期在京城设立了太医局卖药所，制造、出售丸、散、膏、丹和药酒。当时把制药场所称为"修合药所"或"和剂局"；把出售药物的场所称为"卖药所"或"惠民局"，或"太平惠民局"。

岐黄 岐伯与黄帝的合称。相传，黄帝令岐伯研究医药而创立经方之说，《黄帝内经》中有不少内容是以黄帝问、岐伯答的体裁写的，因而人们把岐黄作为中医学的代名词。

方书　指专门记载或论述方剂的著作。

汇讲　指汇集个人单篇著作加以刻印的书籍，即我国早期的医学杂志。

主要参考书目

1. 郑洪新. 中医基础理论. 4 版. 北京：中国中医药出版社，2016

2. 李经纬，余瀛，蔡景峰. 中医名词精华辞典. 天津：天津科学技术出版社，2009

3. 陈大舜，贺又舜. 常用中医名词术语（汉英双解）. 2 版. 长沙：湖南科学技术出版社，2006

4. 中医研究院，广东中医学院. 中医名词术语选释. 北京：人民卫生出版社，1973